Hippokrates

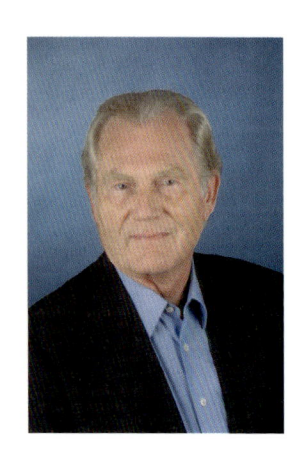

Der Autor

Dr. med. Bernhard Kampik, geboren 1937, Medizinstudium in Münster und Paris. Staatsexamen und Promotion 1963 in Münster. Weiterbildung zum Facharzt für Chirurgie, Tätigkeit als klinischer Chirurg bis 1981, davon 11 Jahre als Oberarzt in einem Schwerpunktkrankenhaus in Westfalen. Ende der 70er Jahre Beginn des Akupunkturstudiums, „angestiftet" durch seinen verstorbenen Onkel Georg Kampik, einen der Nestoren der Akupunktur in Deutschland. Halbjährige Tätigkeit in der Klinik für Manuelle Therapie in Hamm/Westfalen, Fortbildung in Manueller Therapie, Neuraltherapie und anderen Naturheilverfahren.

Seit 1982 in eigener Praxis in Bayreuth niedergelassen, seit zehn Jahren in Gemeinschaftspraxis mit seiner Frau, Dr. Ingrid Wancura-Kampik. Seit vielen Jahren Dozent der Deutschen Ärztegesellschaft für Akupunktur.

Propädeutisches Kompendium der Akupunktur

Bernhard Kampik
Georg Kampik

58 Abbildungen

Hippokrates Verlag · Stuttgart

Bibliografische Information
Der Deutschen Bibliothek

Die Deutsche Bibliothek verzeichnet diese Publikation in der Deutschen Nationalbibliografie; detaillierte bibliografische Daten sind im Internet über http://dnb.ddb.de abrufbar.

1. Auflage

Anschrift des Autors:
Dr. med. Bernhard Kampik
Bürgerreuther Str. 39
95444 Bayreuth

Wichtiger Hinweis: Wie jede Wissenschaft ist die Medizin ständigen Entwicklungen unterworfen. Forschung und klinische Erfahrung erweitern unsere Erkenntnisse, insbesondere was Behandlung und medikamentöse Therapie anbelangt. Soweit in diesem Werk eine Dosierung oder eine Applikation erwähnt wird, darf der Leser zwar darauf vertrauen, dass Autoren, Herausgeber und Verlag große Sorgfalt darauf verwandt haben, dass diese Angabe **dem Wissensstand bei Fertigstellung des Werkes entspricht.**

Für Angaben über Dosierungsanweisungen und Applikationsformen kann vom Verlag jedoch keine Gewähr übernommen werden. **Jeder Benutzer ist angehalten**, durch sorgfältige Prüfung der Beipackzettel der verwendeten Präparate und gegebenenfalls nach Konsultation eines Spezialisten festzustellen, ob die dort gegebene Empfehlung für Dosierungen oder die Beachtung von Kontraindikationen gegenüber der Angabe in diesem Buch abweicht. Eine solche Prüfung ist besonders wichtig bei selten verwendeten Präparaten oder solchen, die neu auf den Markt gebracht worden sind. Jede Dosierung oder Applikation erfolgt auf eigene Gefahr des Benutzers. Autoren und Verlag appellieren an jeden Benutzer, ihm etwa auffallende Ungenauigkeiten dem Verlag mitzuteilen.

© 2005 Hippokrates Verlag in
MVS Medizinverlage Stuttgart GmbH & Co. KG
Oswald-Hesse-Straße 50, 70469 Stuttgart

Unsere Homepage: www.hippokrates.de

Printed in Germany 2005

Umschlaggestaltung: Thieme Verlagsgruppe
Verwendetes Foto von PhotoDisc, Inc.
und Andreas Rinnößel, Schramberg
Satz: primustype Hurler GmbH, Notzingen
Druck: Grafisches Centrum Cuno, Calbe
ISBN 3-8304-5275-6   1 2 3 4 5 6

Geschützte Warennamen (Warenzeichen) werden **nicht** besonders kenntlich gemacht. Aus dem Fehlen eines solchen Hinweises kann also nicht geschlossen werden, dass es sich um einen freien Warennamen handelt.

Das Werk, einschließlich aller seiner Teile, ist urheberrechtlich geschützt. Jede Verwertung außerhalb der engen Grenzen des Urheberrechtsgesetzes ist ohne Zustimmung des Verlages unzulässig und strafbar. Das gilt insbesondere für Vervielfältigungen, Übersetzungen, Mikroverfilmungen und die Einspeicherung und Verarbeitung in elektronischen Systemen.

Gewidmet sei das Buch meinem verstorbenen Onkel Georg Kampik und der DÄGfA, denen ich, wie viele andere, persönlich und fachlich viel zu verdanken habe.

Inhalt

Vorwort XI

I Grundlagen 1

Geschichte und Definition der Akupunktur 3
Geschichte 3
Definition 4

Behandlungsmethoden der TCM 4
Äußere Behandlungen 4
Innere Behandlungen 5

Kombination von Akupunktur mit anderen Behandlungsverfahren 5

Indikationen für die Behandlung mit Akupunktur 6
Anwendung außerhalb Chinas 6
Anwendung in China 6

Kontraindikation der Akupunktur als kausale Therapie 7

Nebenwirkungen bei Akupunkturbehandlung 8

Komplikationen bei Akupunkturbehandlung 8

Praktische Durchführung der Akupunktur 8
Entspannte Lagerung des Patienten 8
Lokalisation von Akupunkturpunkten 9
Nadelstichtechnik 9
   Vorbereitung 9
   Vorgehen 10

Kriterien für die richtige Platzierung der Nadel	10
Reizstärke der Nadelung	10
Schwacher und kräftiger Nadelreiz	11
Praktische Hinweise	11
Gegenüberstellung Bufa und Xiefa	12
Therapieresistenz	13
Akupunkturnadeln	13
Hilfsgeräte	13
Maßeinheit	14
Moxibustion = Moxa	14
Indikationen	14
Kontraindikationen	14
Anwendungsformen	14

Das Entsprechungssystem von Yin und Yang

Das Entsprechungssystem von Yin und Yang	16
Beispiele für Yin und Yang	16
Praktische Bedeutung für die Akupunktur	17
Körperorgane in ihrer Zuordnung zu Yin und Yang	17

Das Leitbahnsystem

Das Leitbahnsystem	18
Mögliche Definition und Besonderheiten	18
Übersicht über die verschiedenen Leitbahnen	19
Die 12 Hauptleitbahnen	19
Definition	19
Übersicht	19
Die drei Umläufe	20
Verlauf der Hauptleitbahnen	20
Die Leitbahnpaare	22
Die Leitbahnachsen	22
Die acht außerordentlichen Leitbahnen (= „Wundermeridiane")	25

Die Akupunkturpunkte

Die Akupunkturpunkte	26
Definition	26
Lokalisation	26

Die charakteristischen Steuerungspunkte
einer Hauptleitbahn 26
    Quell(Yuan)-Punkt 27
    Passage(Luo)-Punkt 28
    Zustimmungs(Shu)-Punkt 28
    Alarm(Mu)-Punkt 28
    Unterer Einflussreicher(He)-Punkt 29
    Schlüsselpunkt 29
    Weitere Steuerungspunkte 30

Die Energie Qi 30
Der Energiekreislauf –
die chinesische Organuhr 31

**Die fünf Funktionskreise im
Entsprechungssystem** 32

II Leitbahnen und Punkte 37

Übersicht der Leitbahnumläufe 39
1. Leitbahnumlauf Lu – Di – Ma – MP 39
2. Leitbahnumlauf He – Dü – Bl – Ni 40
3. Leitbahnumlauf KS – 3E – Gb – Le 41

Lungen-Leitbahn 42

Dickdarm-Leitbahn 46

Magen-Leitbahn 51

Milz/Pankreas-Leitbahn 60

Herz-Leitbahn 67

Dünndarm-Leitbahn 71

Blasen-Leitbahn 77

Nieren-Leitbahn 89

Kreislauf-Leitbahn 96

3-Erwärmer-Leitbahn 99

Gallenblasen-Leitbahn 106

Leber-Leitbahn 116

Konzeptions- und Lenkergefäß 122

Konzeptionsgefäß Ren Mai 123

Lenkergefäß Du Mai 129

III Bewährte Therapieprinzipien .. 135

Die vier Untersuchungsmethoden 137

Die acht diagnostischen Leitkriterien 137

Hilfe für den Anfänger 138
Störungen am Bewegungsapparat 138
    Grundsätzliches Vorgehen 138
    Praktische Beispiele 139
Erkrankung innerer Organe 142
    Grundsätzliches Vorgehen 142
    Praktische Beispiele 143

Zusammenfassung der wichtigsten Therapieregeln 148

IV Übungsfälle 153

Störungen am Bewegungsapparat 155

Erkrankungen innerer Organe 165

Nomenklatur 175

Abbildungsnachweis 177

Literaturverzeichnis 178

Sachverzeichnis 181

Vorwort

Vorläufer dieses Buches war die „Propädeutik der Akupunktur" meines Onkels Georg Kampik.

Nachdem dieser mich vor seinem Tod um die Weiterführung gebeten und der Verlag mich damit beauftragt hatte, mussten wir nach langen Überlegungen und Besprechungen feststellen, dass die „Propädeutik" meines Onkels in dieser Form der 4. Auflage nicht mehr weiterzuführen war. Grund dafür war insbesondere, dass das Buch durch die zahlreichen Nachbesserungen und Ergänzungen einen Umfang und dadurch leider auch eine Unübersichtlichkeit angenommen hatte, die den Anfänger im Sinne einer „Einführung" nicht mehr erreichte. Es blieb daher nichts anderes übrig, als ein Buch für den Anfänger neu zu konzipieren. Dabei habe ich mich auf das unverzichtbare Grundwissen konzentriert und versucht, dieses mit möglichst präziser Formulierung z. T. stichwortartig darzustellen und dabei – wo immer möglich – die Verständnisbrücke zur Schulmedizin zu bauen. Hauptziel war jedoch, mit dem systematischen Behandlungsteil dem Anfänger den möglichst raschen und gleichzeitig effektiven Einstieg in die praktische Anwendung der Akupunktur zu ermöglichen.

Das Buch in seiner vorliegenden Form ist v. a. der Initiative und Beharrlichkeit von Frau Dorothee Seiz, der verstorbenen Cheflektorin des Hippokrates Verlags, zu verdanken. Die farblich ansprechenden Meridiandarstellungen und die übersichtliche Auflistung der Akupunkturpunkte – die wichtigsten und am häufigsten gebrauchten sind durch Rahmung besonders gekennzeichnet – gelangen den Mitarbeitern des Verlags in hervorragender Weise.

Für Schreibarbeiten danke ich meiner Mitarbeiterin Frau Sabine Ziegler.

Der Deutschen Ärztegesellschaft für Akupunktur (DÄGfA) und ihren Dozenten danke ich für die zahlreichen, im Laufe der Jahre erhaltenen Anregungen und Hinweise.

Mein ganz besonderer Dank gilt meiner Frau, Dr. Ingrid Wancura-Kampik, die mir mit ihrer überaus großen Erfahrung als Akupunkturärztin und als Autorin mehrerer Akupunkturlehrbücher mit Rat und Tat zu Seite gestanden hat.

Bayreuth, im Sommer 2005   *Dr. Bernhard Kampik*

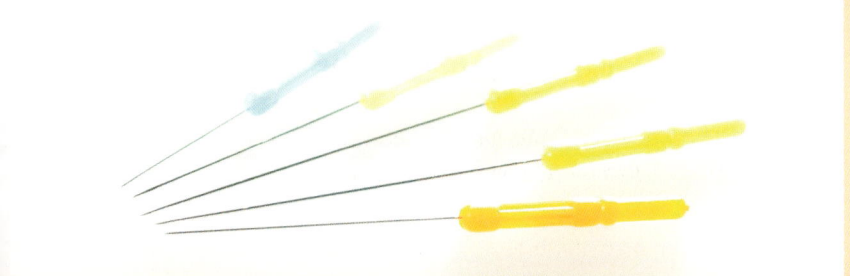

Grundlagen

Geschichte und Definition der Akupunktur

Geschichte Bezugnahme der meisten Literaturangaben auf das Huang Di Nei Jing, das „Buch des Gelben Kaisers": Zusammenfassung des Akupunkturwissens der damaligen Zeit des **1. und 2. Jahrhunderts v. Chr.** im Dialog des Kaisers Huang Di mit seinen Leibärzten.

Im **17. Jahrhundert** Übermittlung der Akupunktur nach Europa, insbesondere durch französische Missionare und Kaufleute.

1951 Gründung der Deutschen Ärztegesellschaft für Akupunktur (DÄGfA) durch Dr. G. Bachmann. Beginn mit flächendeckenden Akupunkturkursen für Ärzte durch eigenes Fortbildungszentrum.

In den folgenden Jahrzehnten Gründung weiterer ärztlicher Gesellschaften für Akupunktur in Deutschland.

Vor 30 Jahren erste Vorlesungen über Akupunktur an der Ludwig-Maximilians-Universität in München.

Inzwischen Lehraufträge an mehreren medizinischen Fakultäten mit z. T. eigenen Schmerzambulanzen, z. B. die Universitäten München, Gießen, Heidelberg, Mainz, Düsseldorf u. a.

Erscheinen zahlreicher Inaugurationsdissertationen und Veröffentlichung zahlreicher Studienergebnisse über Behandlung mit Akupunktur.

Seit 2004 offizielle Möglichkeit des Erwerbs der Zusatzbezeichnung Akupunktur durch Beschluss des Deutschen Ärztetages.

In der Diskussion: die Gründung eines eigenen Lehrstuhls für Akupunktur.

Zugleich Gründung von Ärztegesellschaften für Akupunktur im europäischen Ausland mit z. T. sehr hohem Ausbildungsstandard.

Grundlagen

Definition

Ableitung aus dem Lateinischen:
- Acus = die Nadel
- pungere = stechen

Akupunktur bedeutet demnach: mit der Nadel stechen.

Ursprüngliche Bezeichnung in der Traditionellen Chinesischen Medizin (TCM) „Stechen und Brennen", somit zwei verschiedene Behandlungsarten:
- Behandlung von Krankheiten mit Hilfe von Metallnadeln in ausgewählten Hautreizpunkten – Akupunkturpunkte.
- Gezielte Wärmezufuhr auf Akupunkturpunkte durch Verglühen von Artemisia vulgaris (getrocknetes Beifußkraut).

Die allgemeine Bezeichnung dafür lautet: Moxibustion oder Moxa.

Behandlungsmethoden der TCM

In der TCM wurden mehrere, verschiedene Behandlungsmethoden angewandt und haben sich in fast unveränderter Form erhalten, da sie sich in der Praxis als effektiv sowie als lehr- und lernbar erwiesen haben.

Äußere Behandlungen

- Akupunktur als Körperakupunktur: etwa 20 % in der Palette der Behandlungsmöglichkeiten der TCM.
- Sonderformen der Akupunktur:
  - Ohrakupunktur,
  - Schädelakupunktur,
  - koreanische Handakupunktur,
  - Gesichts- und Nasenakupunktur,
  - Mundakupunktur,
  - Periostalakupunktur,

Grundlagen

- Weiterentwicklung einiger Sonderformen der Akupunktur durch Autoren wie Nogier, Yamamoto, Gleditsch, Mann u. a.,
→ Moxibustion,
→ Schröpfbehandlung, im Sinne einer Ausleitungsbehandlung durch Saugwirkung am Krankheitsort mittels eines Vakuums in einem Hohlraum, hergestellt durch Flamme oder mechanisch (Abb. **1 a–d**),
→ Tuina,
→ Gymnastik, Atem- und Bewegungstherapie, Qi Gong, Tai Qi.

Innere Behandlungen
→ Chinesische Arzneitherapie: etwa 50 % in der Palette der Behandlungsmöglichkeiten der TCM,
→ Diätetik,
→ meditative Behandlungen.

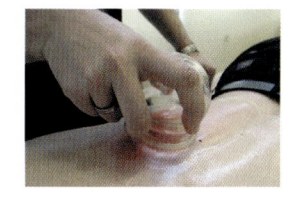

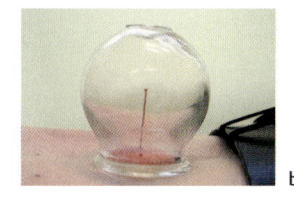

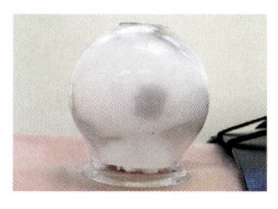

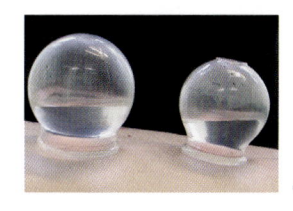

Abb. 1 a–d Verschiedene Arten des Schröpfens.

Kombination von Akupunktur mit anderen Behandlungsverfahren

Die Akupunktur lässt sich grundsätzlich mit jeder anderen Therapie kombinieren. Da die Akupunktur im Wesentlichen auf einer schmerzreduzierenden, muskelentspannenden und durchblutungsfördernden Wirkung beruht, lassen sich diese Aspekte einzeln oder in Verbindung mit schulmedizinischen oder naturheilkundlichen Verfahren erzielen (z. B. Akupunktur und Analgetikum bei sehr starken Schmerzen; Akupunktur und manuelle Medizin bei hartnäckigen Wirbelgelenksblockierungen; Akupunktur und Antibiotikum bei schweren bakteriellen Infekten; Akupunktur und Neuraltherapie bei gleichzeitig vorhandenen Störfeldern, Akupunktur und pflanzliche oder chemische Psychopharmaka bei komplexen psychosomatischen Störungen usw.) Zusammenfassung einiger mit Akupunktur kombinierbarer Behandlungsmethoden:

Grundlagen

- Neuraltherapie,
- manuelle Medizin,
- Massage, Fußreflexzonenmassage,
- Lymphdrainage,
- Krankengymnastik, Bewegungstherapie,
- Balneotherapie,
- Phytotherapie, Homöopathie,
- Ernährungsumstellung, Heilfasten,
- mikrobiologische Therapie,
- Entspannungstherapie, autogenes Training,
- Psychotherapie,
- Hypnose.

Möglichkeit der Akupunkturbehandlung als Begleittherapie grundsätzlich auch bei schulmedizinischen Behandlungsverfahren.

Indikationen für die Behandlung mit Akupunktur

Anwendung außerhalb Chinas

Vor allem Behandlung funktioneller reversibler Störungen:
- Schmerztherapie,
- „vegetative Dysregulation" als Fehlsteuerung von Sympathikus – Parasympathikus,
- „Befindensstörungen",
- psychosomatische Erkrankungen,
- Spasmolyse,
- Immunstimulation.

Anwendung in China

- Deutlich erweiterte Indikationsliste, z. B. Epilepsie, Infektionen, Querschnittslähmung u. a.
- Zusammenfassung wichtiger Indikationen für die Behandlung mit Akupunktur in der WHO-Liste mit Beispielen aus allen Fachbereichen.
- Beginn mit Akupunkturbehandlung für den Anfänger bei besonders geeigneten Indikatio-

nen, z. B. chronischer Sinusitis, Obstipation, Tonsillitis, Schmerzen am Bewegungsapparat.

> **Cave:** Die **größten Fehler** bei Behandlung mit Akupunktur:
> → die fehlende westliche Diagnose,
> → die falsche Indikation zur Behandlung mit Akupunktur.

Kontraindikation der Akupunktur als kausale Therapie

Nicht angezeigt bei allen schweren Systemerkrankungen und irreversiblen morphologischen Veränderungen:
- Multiple Sklerose,
- Morbus Parkinson,
- Krebserkrankungen,
- lebensbedrohliche Infektionen,
- Blutgerinnungsstörungen,
- schwere psychiatrische Erkrankungen,
- lebensbedrohliche Zustände,
- Erbkrankheiten.

> Zurückhaltung für den Anfänger bei Akupunktur während der Schwangerschaft, insbesondere Beachtung sog. „verbotener Punkte" in der Schwangerschaft, z. B. Di 4, MP 6, Unterbauchpunkte mit segmentaler Beziehung.

Grundlagen

Nebenwirkungen bei Akupunkturbehandlung

→ „Nadelkollaps" als vegetative Überreaktion, insbesondere bei der 1. Behandlung eines noch wenig bekannten Patienten, bei falsch gewählter Reizart und Reizstärke.
→ „Erstverschlimmerung" der zu behandelnden Störung, meist durch falsch gewählte Reizart und Reizstärke.

Komplikationen bei Akupunkturbehandlung

Auftreten von Komplikationen ist nur bei unsachgemäßer Anwendung zu erwarten.

→ Schwerste Komplikation: Pneumothorax = Kunstfehler!
  – Vermeidung durch sorgfältige Berücksichtigung der Anatomie.
→ Infektionen
  – Vermeidung durch ausschließlichen Gebrauch steriler Einmalnadeln.
→ Blutungen
  – Vermeidung durch sorgfältige Beachtung anatomischer Strukturen.
→ Verbrennungen der Haut bei Moxibustion
  – Vermeidung durch Einhaltung ausreichenden Abstands der Hitzequelle zur Haut.

Praktische Durchführung der Akupunktur

Entspannte Lagerung des Patienten
→ Knie – Nacken – Fußgelenksrolle,
→ warmer Behandlungsraum,
→ ruhige Atmosphäre,

Grundlagen

- → ausreichend breite Behandlungsliege,
- → im Allgemeinen Rücken- oder Bauch- oder Seitenlage.

Lokalisation von Akupunkturpunkten

- → Durch sorgfältige Palpation,
- → Orientierung an anatomischen und topographischen Verhältnissen wie Muskeln, Muskel- und Sehnenansätzen, Gelenken, Dornfortsätzen, Gefäßen,
- → veränderte Drucksensibilität,
- → veränderte Gewebskonsistenz,
- → veränderte Hautfeuchtigkeit.

Nadelstichtechnik

■ Vorbereitung
- → Palpation des Akupunkturpunktes,
- → Desinfektion der Haut,
- → übliche Nadelhaltung zwischen Daumen sowie Zeige- und Mittelfinger (Abb. 2),
- → mit Kleinfinger oder ulnarer Handkante abgestützt nadeln,
- → bei weichem Gewebe Spannen der Haut zwischen zwei Fingern oder Bildung einer Hautfalte.

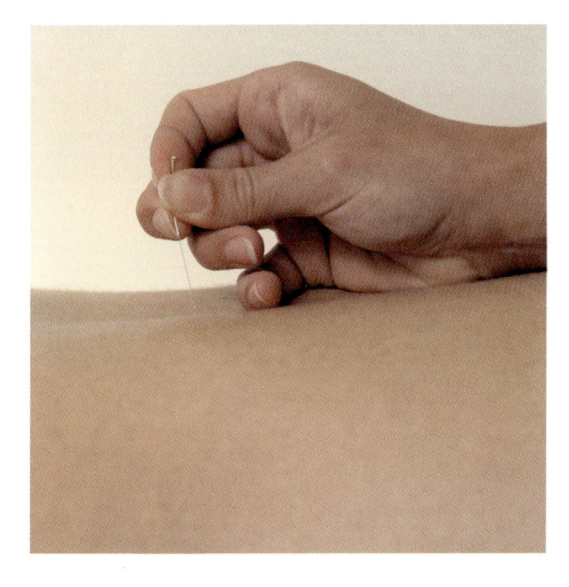

Abb. 2 Die richtige Nadelstichtechnik.

Grundlagen

■ **Vorgehen**
→ Nach Ankündigung und Hautkontakt mit der Nadelspitze schneller Durchstich durch die Haut,
→ zielstrebiges Vorschieben der Nadel bis zum angenommenen Ort des Akupunkturpunktes,
→ dabei Beachtung anatomischer Strukturen,
→ allgemeine Stichrichtung in der Regel senkrecht oder schräg.

> **Cave:** Pneumothorax! – Kunstfehler!
> **Vermeidung:** Am Thorax gegebenenfalls tangential in eine abgehobene Hautfalte bei geänderter Einstichstelle nadeln.

■ **Kriterien für die richtige Platzierung der Nadel**
→ Durch Nadelreiz des Akupunkturpunktes Auslösen des „**De-Qi-Gefühls**" = typisches, dumpfes Schwere-, Taubheits- oder elektrisierendes Gefühl im Leitbahnverlauf, meistens auch nach proximal ausstrahlend.
→ Häufige Bezeichnung als **PSC** = „propagated sensation along the channel".
→ Wichtiges Kriterium für den richtigen Sitz der Nadel im Akupunkturpunkt.
→ Auslösen eines hellen spitzen Schmerzes nach peripher: Hinweis auf den Nadelreiz eines peripheren Nerven = falsch!

■ **Reizstärke der Nadelung**
Die Reizstärke der Nadelung primär anhängig von der
→ aktuellen Kondition des Patienten,
→ allgemeinen Konstitution des Patienten,
→ Art der Schmerzen:
  – akute Schmerzen: Nadelung über Fernpunkte (fern vom Krankheitsort), kräftige

Reizung, kurze Zeitabstände zwischen den Behandlungen, ggf. täglich,
- chronische Schmerzen: Nadelung auch über Nahpunkte (nah am Krankheitsort), schwache Reizung, längere Zeitabstände zwischen den Behandlungen, ggf. 1-mal wöchentlich oder sogar alle 10 Tage.

> **Wichtigste Regel:**
> Schwacher Patient = schwache Nadelung.
> Kräftiger Patient = kräftige Nadelung.

■ **Schwacher und kräftiger Nadelreiz**
→ Chinesische Bezeichnung für schwache Reizung = **Bufa**, für kräftige Reizung = **Xiefa**.
→ Im deutschsprachigen Raum unglückliche Bezeichnung für schwache Reizung = Tonisierung und für kräftige Reizung = Sedierung. Heutige Nomenklatur: auffüllen (tonisieren) und ableiten (sedieren).

Grundsätzliche Gemeinsamkeit bezüglich schwachem und starkem Reiz auch bei anderen Reiz-Reflex- oder Regulationstherapien.

> Häufigster Fehler bei der Akupunkturbehandlung: falsche Auswahl von Reizart und Reizstärke.

■ **Praktische Hinweise**
→ **Verstärkung des Nadelreizes** manuell oder mit elektrischen Impulsen.
→ **Verweildauer der Nadeln:**
  - bei schwacher Nadelung bis zu 30 min oder länger,
  - bei kräftiger Nadelung bis zu 10 min oder kürzer.

Grundlagen

- **Anzahl der Nadeln** je Akupunktur:
  - bei schwacher Nadelung 8–10 Punkte, eher weniger,
  - bei kräftiger Nadelung 10–12 Punkte, eher mehr.
- **Anzahl der Akupunkturbehandlungen:**
  - bei **chronischen** Erkrankungen ca. 10 Akupunkturen 2-mal wöchentlich mit eher schwachem Reiz,
  - bei **akuten** Erkrankungen eher weniger Akupunkturen, dafür ggf. täglich mit eher starkem Reiz.
- **Entfernen der Nadel:**
  - langsam oder schnell, je nach tonisierender oder sedierender Nadelungsart.
- **Behandlungspause:**
  - etwa so lange wie die Akupunkturserie von 10 Behandlungen 2-mal wöchentlich = ca. 4–5 Wochen.

Gegenüberstellung Bufa und Xiefa

- Schwache = tonisierende = auffüllende = Bufa-Nadelung.
- Starke = sedierende = ableitende = Xiefa-Nadelung.

Tonisierung – Bufa	Sedierung – Xiefa
Stichrichtung: im Leitbahnverlauf	Stichrichtung: gegen den Leitbahnverlauf
Schnelles Einstechen der Nadel bei gleichzeitiger Drehung im Uhrzeigersinn	Langsames Einstechen der Nadel bei gleichzeitiger Drehung gegen den Uhrzeigersinn
Lange Verweildauer der Nadel (bis 30 min)	Kurze Verweildauer der Nadel (bis 15 min)
Schwache Nadelstimulation	Kräftige Nadelstimulation
Langsames Entfernen der Nadel mit anschließender leichter Massage des Punktes	Schnelles Entfernen der Nadel, der Punkt wird nicht massiert

Grundlagen

■ Therapieresistenz
- Überprüfung der Diagnose,
- Überprüfung der Punktauswahl,
- Überprüfung der richtigen Reizart und Reizstärke,
- gegebenenfalls Herd-Störfeld-Suche,
- gegebenenfalls Beseitigung einer Regulationsstarre des Organismus durch Einleitung einer Umstimmungstherapie.

Akupunkturnadeln
→ Ausschließlicher Gebrauch von sterilen Einmalnadeln aus Stahl (in der französischen Ohrakupunktur auch Gebrauch von Gold- und Silbernadeln), unterschiedlicher Länge und Dicke,
→ Körperakupunkturnadeln unterschiedlicher Länge und Dicke (Abb. 3),
→ Ohrakupunkturnadeln,
→ Dauernadeln,
→ bei wiederverwendbaren Nadeln unbedingt nachweislich sichere Heißluftsterilisation bei 180 °C 30 min lang.

Abb. 3 Akupunkturnadeln.

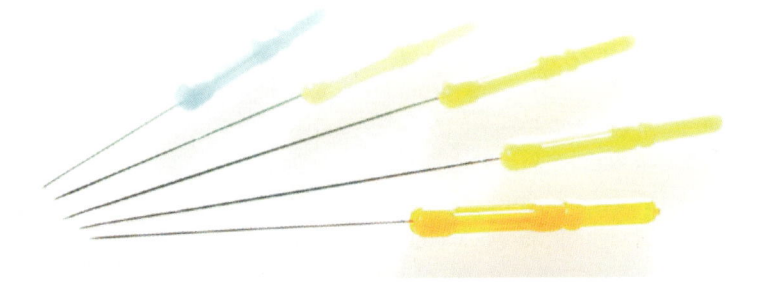

Hilfsgeräte
→ Punktsuchgeräte verschiedener Hersteller
- bestes Punktsuchgerät = der tastende Finger!
→ Geräte zur elektrischen Reizverstärkung verschiedener Hersteller
- beste Reizverstärkung = manuell!

Grundlagen

Maßeinheit

1 Cun = 10 Fen
→ = Relative Maßeinheit der Akupunktur,
→ = abhängig von individueller Körpergröße und Körperbau des Patienten.

Vergleichsgrößen (Abb. **4a** u. **b**) z. B.:
→ 1 Cun = 1 Daumenbreite des Patienten,
→ 1,5 Cun = 2 Querfinger des Patienten,
→ 3 Cun = 4 Querfinger des Patienten.

Moxibustion = Moxa

→ Wärmeapplikation an Akupunkturpunkten durch Abbrennen von getrocknetem **Artemisia vulgaris = Beifuß.**

■ Indikationen
→ „Schwacher Patient": Erschöpfungszustände, chronische Störungen; insbesondere bei krankheitsauslösenden Faktoren Kälte und Feuchtigkeit.

■ Kontraindikationen
→ „Hitzekrankheiten": Fieber, Hypertonie, gesteigerte Erregbarkeit, akute Entzündungen; insbesondere bei krankheitsauslösendem Faktor Hitze.

■ Anwendungsformen
→ Erwärmung des Akupunkturpunktes mit der glimmenden Moxazigarre (Abb. **5a**). Entweder in gleich bleibendem, vom Patienten als wohltuend empfundenen Abstand zur Haut, oder mit „Picktechnik" in wechselndem Abstand. Besonders geeignet für die „Nabelmoxa". Eher für den Anfänger.
→ Indirektes Verfahren: Unterlegen einer ca. 2 mm dicken Ingwerscheibe oder Wärmen der gesetzten Akupunkturnadel durch aufgestülpten Moxakegel (Abb. **5b**). Eher für den Fortgeschrittenen.

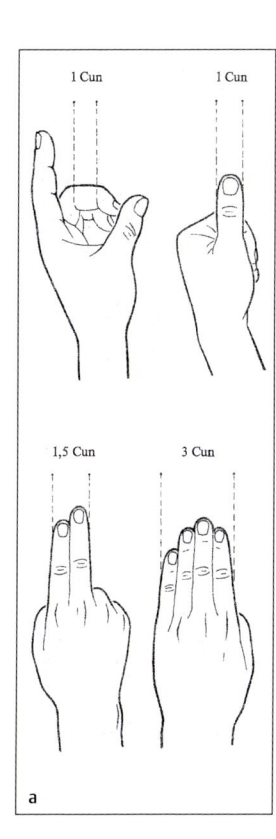

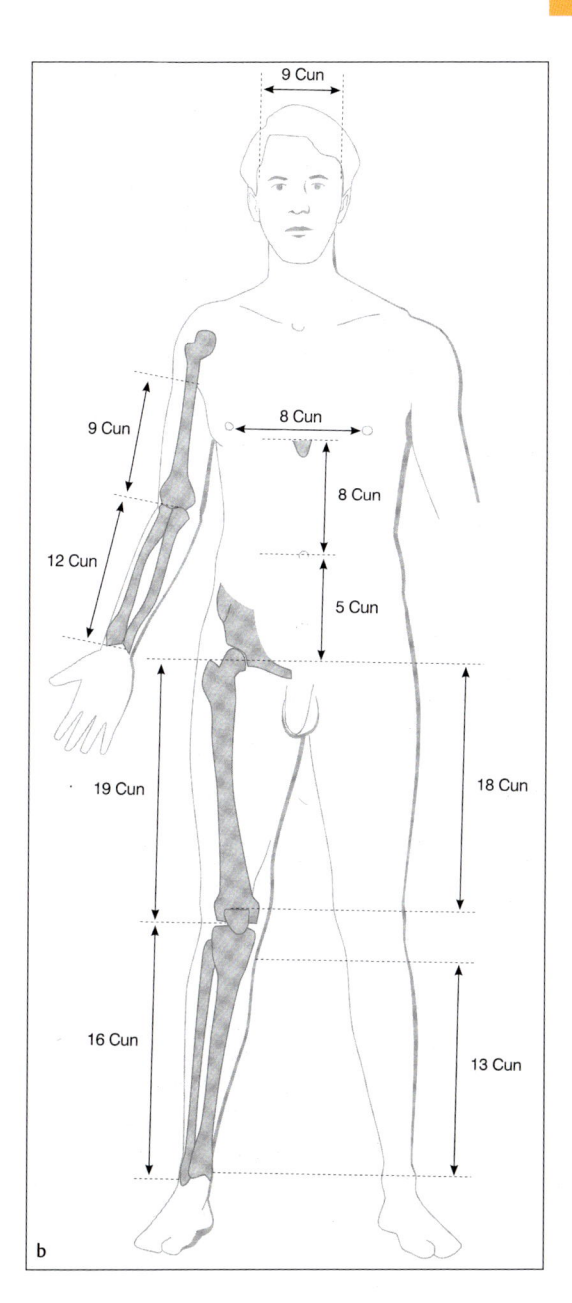

Grundlagen

Abb. 4a u. b Maßeinheiten in der Akupunktur. **a** Vergleichsgrößen an der Hand. **b** Proportionale Orientierungshilfen für Cun-Maße am Körper.

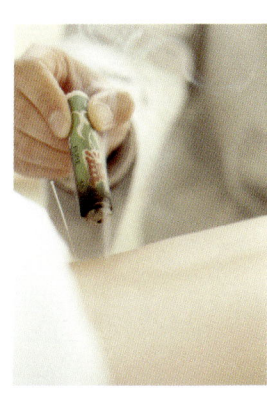

Abb. 5a Moxazigarre.

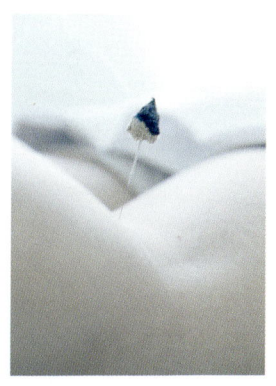

Abb. 5b Das indirekte Verfahren der Moxibustion.

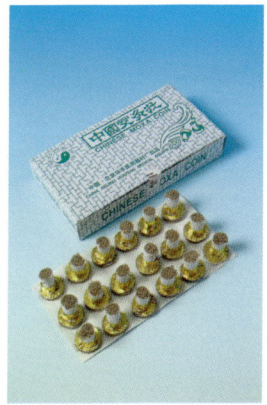

→ Direktes Verfahren: Abbrennen von Moxakegeln unmittelbar auf der Haut (Abb. **5c**). Gefahr von Brandblasen und Narbenbildung! Nur für den Fortgeschrittenen bei entsprechender Indikation und Aufklärung des Patienten.

Abb. 5c Selbstklebende Moxakegel.

Grundlagen

> Das direkte Verfahren der Moxibustion erfordert besondere Umsicht und ist daher nur dem Fortgeschrittenen zu empfehlen.

Das Entsprechungssystem von Yin und Yang

→ Alle Naturerscheinungen und Lebensabläufe stehen in polaren Wechselbeziehungen zueinander.
→ Yin und Yang als „polare Kräfte" sind keine absoluten Größen und wirken nicht konträr, sondern sind komplementäre Energieformen und Phänomene in einer dynamischen Wechselbeziehung:
  – in jedem Yin ist auch ein Yang-Anteil,
  – in jedem Yang ist auch ein Yin-Anteil.
→ Darstellung in der Monade (Abb. **6**).
→ Wiederzufinden im Sprachgebrauch, z. B.:
  – „im größten Elend (Yin) gibt es immer auch einen Hoffnungsschimmer (Yang)",
  – „in der größten Freude (Yang) gibt es immer auch einen Wermutstropfen (Yin)".

Beispiele für Yin und Yang

Yin	Polarität	Yang
Nacht	⟵⟶	Tag
Dunkelheit	⟵⟶	Licht
Kälte	⟵⟶	Hitze
Ruhe	⟵⟶	Aktivität
Materie	⟵⟶	Energie
Innen	⟵⟶	Außen
Unten	⟵⟶	Oben
Vorn	⟵⟶	Hinten
Parasympathikus	⟵⟶	Sympathikus
Dilatation	⟵⟶	Kontraktion
Weiblich	⟵⟶	Männlich
↓		↓
„Speicherorgane"		„Hohlorgane"

Grundlagen

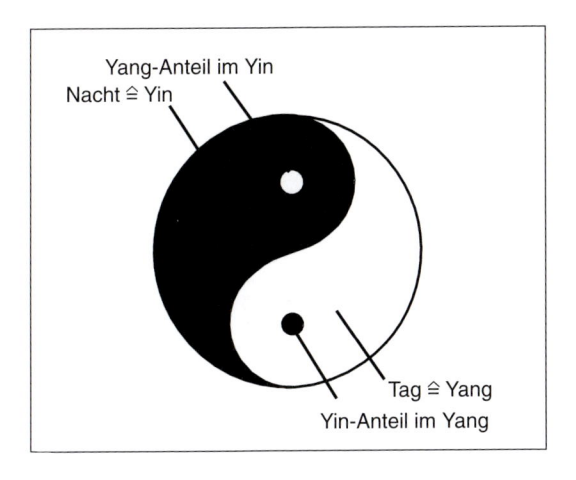

Abb. 6 Die Monade.

Yang-Anteil im Yin
Nacht ≙ Yin

Tag ≙ Yang
Yin-Anteil im Yang

Praktische Bedeutung für die Akupunktur

→ Zuordnung von Körperorganen dem Yin („Speicherorgane", chinesisch Zang-Organe) und dem Yang („Hohlorgane", chinesisch Fu-Organe),
→ Wechselbeziehung zwischen einem Yin-Organ und einem Yang-Organ innerhalb eines „Organpaares", z. B. Lunge – Dickdarm.

Körperorgane in ihrer Zuordnung zu Yin und Yang

Yin	Organpaar	Yang
Entspricht einem „Speicherorgan" (= Zang-Organ)		Entspricht einem „Hohlorgan" (= Fu-Organ)
Lunge	⟷	Dickdarm
Milz/Pankreas	⟷	Magen
Herz	⟷	Dünndarm
Niere	⟷	Blase
Kreislauf	⟷	3-Erwärmer (Organsymbol)
Leber	⟷	Gallenblase

Organpaare

→ Jeweils ein Yin-Organ („Speicherorgan" = Zang-Organ) und ein Yang-Organ („Hohlorgan" = Fu-Organ) bilden ein **Organpaar**, z. B. Lunge – Dickdarm.

→ Repräsentation an der Körperoberfläche durch das entsprechende **Leitbahnpaar**, z. B. Lungen-Leitbahn – Dickdarm-Leitbahn.

Das Leitbahnsystem[1]

Zu den Leitbahnverläufen im Einzelnen: II Leitbahnen und Punkte.

Mögliche Definition und Besonderheiten

→ „Energiebahnen, in denen nach traditioneller chinesischer Vorstellung die Lebensenergie Qi fließt." Überlieferung des Verlaufs auf alten Tafeln.
→ Empirisch gefundene Verbindungslinie zwischen Akupunkturpunkten mit gleicher oder ähnlich gerichteter Wirksamkeit.
→ Bioenergetisch eine Art Wellenleiter, in denen angeschlossene Organe über verschiedene spezifische Frequenzen miteinander kommunizieren (Biophotonenmessungen von Popp, Isotopenuntersuchungen von Darras, russische Arbeiten über Frequenzen im Giga-Hertz-Bereich).
→ Auffallende und weitgehende Deckungsgleichheit der Anordnung von Hauptleitbahnen und Hauptleitbahnpaaren mit dem Verlauf von Dermatom-Myotom-Sklerotom (König-Wancura).
→ Dem Leitbahnverlauf entsprechendes Projektionsareal der Nadelsensation an der Körperoberfläche.
→ Auffallendes Auftreten von Hautveränderungen im Leitbahnverlauf (u. a. chinesische Untersuchungen).
→ Bisher kein wissenschaftlicher Nachweis der Existenz von Leitbahnen als Energieleitbahnen.

---

[1] In Deutschland wird seit einigen Jahren „Leitbahn" als Bezeichnung für den lange Zeit bewährten Begriff „Meridian" verwendet. Im Englischen: channel = Kanal, im Französischen: vaisseau = Gefäß.

Grundlagen

Übersicht über die verschiedenen Leitbahnen

→ **12 Hauptleitbahnen** repräsentieren die Projektionsareale der inneren Organe – segmental und vegetativ-reflektorisch (König-Wancura).
→ **12 tendinomuskuläre Leitbahnen**, Verlauf parallel zu den 12 Hauptleitbahnen, weiter oberflächlich gelegen. Bezeichnung z. B. tendinomuskuläre Leitbahn der Lunge, des Dickdarmes.
→ **8 außerordentliche Leitbahnen** (= „Wundermeridiane ").
→ Weitere Sonderformen von Leitbahnen.

Die 12 Hauptleitbahnen

■ **Definition**
→ „Organbezogene, bilateral verlaufende Energiebahnen an der Körperoberfläche als Kommunikationssystem energetischer Vorgänge in funktioneller Verbindung zu Speicher- und Hohlorganen":
– 6 Yin-Hauptleitbahnen, entsprechend je einem Yin-Speicherorgan,
– 6 Yang-Hauptleitbahnen, entsprechend je einem Yang-Hohlorgan.

■ **Übersicht**

Die 12 Hauptleitbahnen in der Reihenfolge des Energiekreislaufes

1. Umlauf
→ Lu = Lungen-Leitbahn,
→ Di = Dickdarm-Leitbahn,
→ Ma = Magen-Leitbahn,
→ MP = Milz-/Pankreas-Leitbahn.

2. Umlauf
→ He = Herz-Leitbahn,
→ Dü = Dünndarm-Leitbahn,
→ Bl = Blasen-Leitbahn,
→ Ni = Nieren-Leitbahn.

Grundlagen

Abb. 7 Die drei Leitbahnumläufe im Überblick.

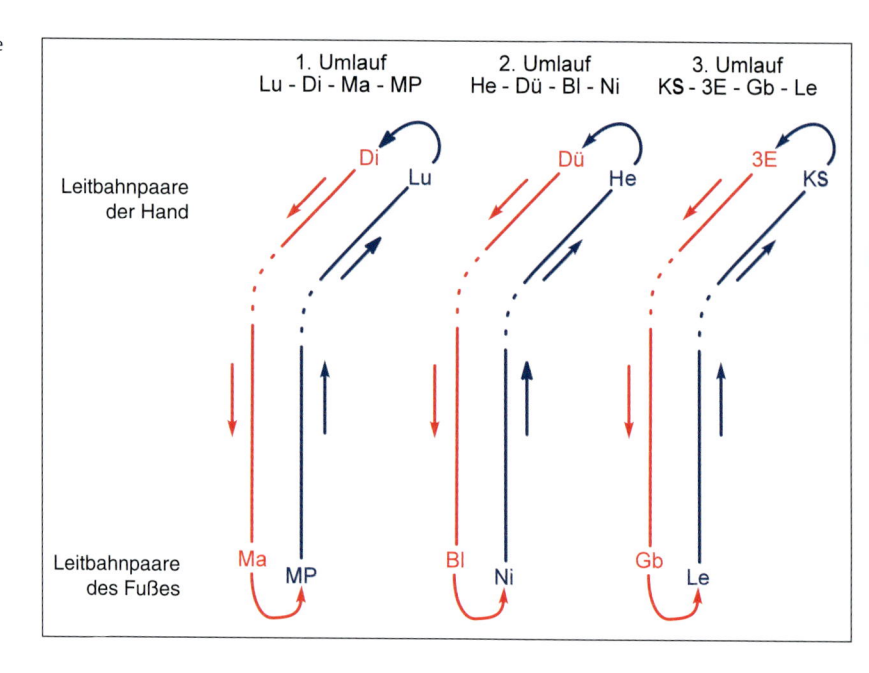

[Abbildung: Schema der drei Umläufe mit Leitbahnpaaren der Hand (oben) und des Fußes (unten):
- *1. Umlauf: Lu - Di - Ma - MP*
- *2. Umlauf: He - Dü - Bl - Ni*
- *3. Umlauf: KS - 3E - Gb - Le]*

3. Umlauf
- → KS = Kreislauf-Leitbahn,
- → 3E = 3-Erwärmer-Leitbahn,
- → Gb = Gallenblasen-Leitbahn,
- → Le = Leber-Leitbahn.

■ Die drei Umläufe
- → Die Einteilung der 12 Hauptleitbahnen in 3 Umläufe erleichtert dem Anfänger die Systematik von Lokalisation und Verlauf der Leitbahnen an der Körperoberfläche (Abb. 7).
- → 12 Hauptleitbahnen = 3 Umläufe mit je 4 Leitbahnen.
- → Keine weitere diagnostische oder therapeutische Bedeutung der Umläufe für die Praxis.

■ Verlauf der Hauptleitbahnen
Verlauf an der Körperoberfläche bei erhobenen Armen (Abb. 8):
- → Verlauf der **3 Yin-Leitbahnen der Hand** beginnend im Brustbereich (1. Punkt) aufsteigend an

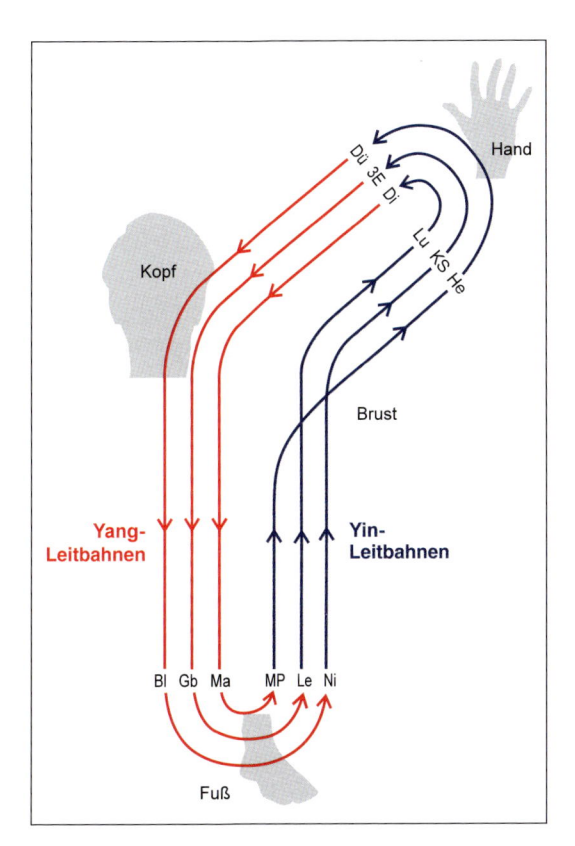

Abb. 8 Verbindungen der Hauptleitbahnen im Energiekreislauf.

der **Innenseite** der oberen Extremität bis zu den Fingern (letzter Punkt).
→ Verlauf der **3 Yang-Leitbahnen der Hand** beginnend an den Fingern (1. Punkt) absteigend an der **Außenseite** der oberen Extremität bis zum Kopf (letzter Punkt).
→ Verlauf der **3 Yang-Leitbahnen des Fußes** vom Kopf (1. Punkt) absteigend an der **Außen- und Rückseite** der unteren Extremität bis zu den Zehen (letzter Punkt).
→ Verlauf der **3 Yin-Leitbahnen des Fußes** beginnend an den Zehen bzw. an der Fußsohle (1. Punkt) aufsteigend an der **Innenseite** der unteren Extremität bis zum Brustbereich (letzter Punkt).

Die Leitbahnpaare

→ **Funktionelle Verbindung** einer Yin-Leitbahn an der Innenseite einer Extremität mit der gegenüberliegenden Yang-Leitbahn an der Außenseite einer Extremität in einer horizontalen Ebene = **Yin-Yang = „Innen-Außen-Regel"**:
  - die 3 Leitbahnpaare der Hand: Lu – Di, KS – 3E, He – Dü, entsprechend dem Verlauf von C 6, C 7 und C 8 (nach König-Wancura),
  - die 3 Leitbahnpaare des Fußes: MP – Ma, Le – Gb, Ni – Bl, entsprechend in etwa dem Verlauf der lumbalen und sakralen Segmente.

→ **Vergleichbare Analogie:** Beuger und Strecker der Extremitäten, im Sinne von Agonisten und Antagonisten, als Voraussetzung für die Durchführung einer koordinierten Bewegung (reziproke Innervation).

→ **Praktische Bedeutung** für die Akupunktur: „Funktionsausgleich" innerhalb eines Leitbahnpaares bei Störung des Gleichgewichts zwischen Yin und Yang über den Quellpunkt der einen und den Passagepunkt der anderen Leitbahn. Gilt für Störungen an der Körperoberfläche und im Körperinnerem = **„Innen-Außen-Regel"** (Abb. 9 a–c).

Die Leitbahnachsen

→ **Funktionelle Verbindung** einer Yin-Leitbahn an der Innenseite der oberen Extremität mit der entsprechenden Yin-Leitbahn an der Innenseite der unteren Extremität in einer vertikalen Ebene = **Yin-Yin = „Oben-Unten-Regel"** (Abb. **10 a** u. **b**):
  - die 3 Yin-Leitbahnachsen:
    Lu – MP, KS – Le, He – Ni.

→ **Funktionelle Verbindung** einer Yang-Leitbahn an der Außenseite der oberen Extremität mit der entsprechenden Yang-Leitbahn an der Außenseite der unteren Extremität in einer vertikalen Ebene = **Yang-Yang**:

Grundlagen

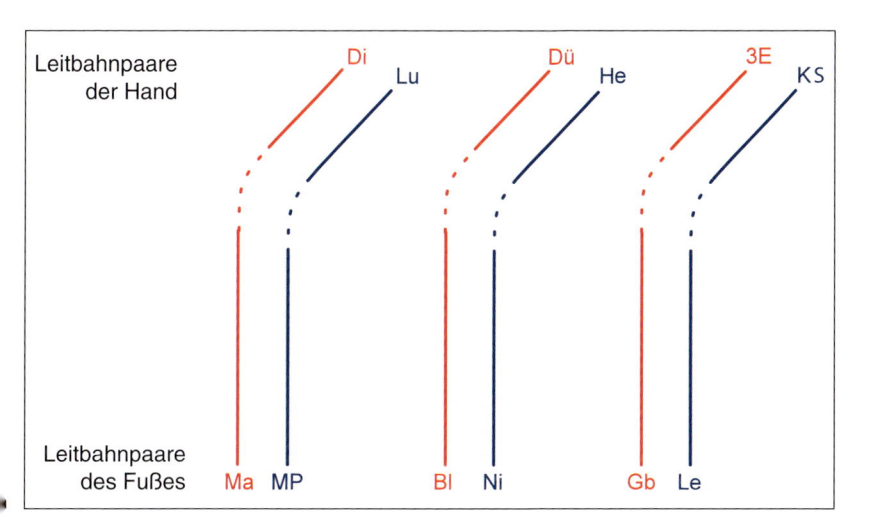

Abb. 9 a–c Leitbahnpaare.
a Leitbahnpaare der Hand und des Fußes. **b** Obere Extremität. **c** Untere Extremität.

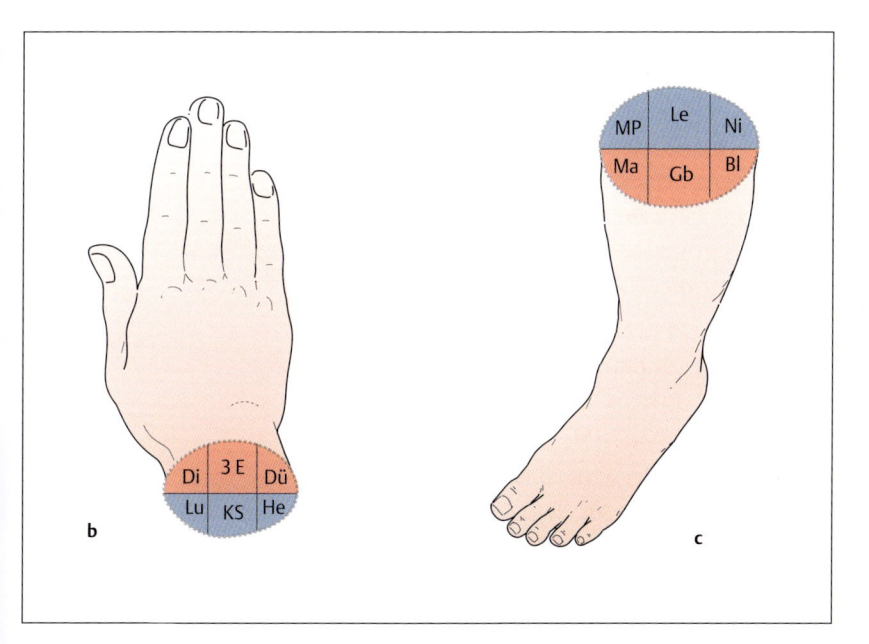

- die 3 Yang-Leitbahnachsen:
  Di – Ma, 3E – Gb, Dü – Bl.
→ **Vergleichbare Analogie:** „Anatomisch korrespondierende Areale" der oberen und unteren Extremität, z. B. Daumen – Großzehe, Kleinfinger – Kleinzehe usw. (König-Wancura).

Grundlagen

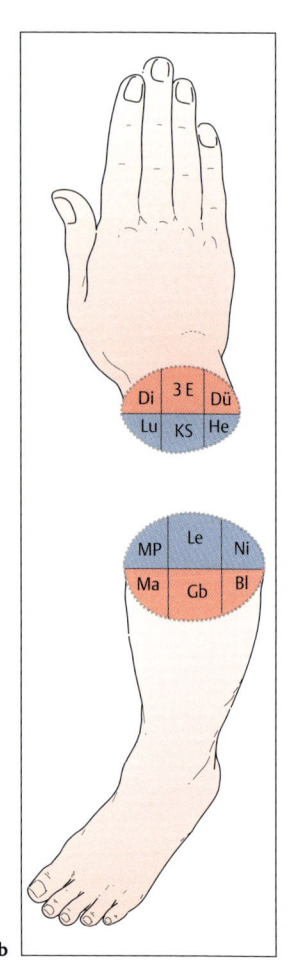

Abb. 10 a u. b Leitbahnachsen. a 3 Yin- und 3 Yang-Leitbahnachsen. b Leitbahnachsen an Hand und Fuß.

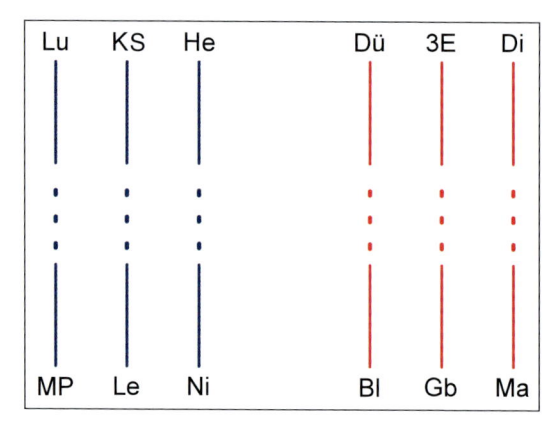

→ Vergleichbar auch mit vertikal verlaufenden Muskelfunktionsketten bzw. kinetischen Ketten.
→ **Praktische Bedeutung** für die Akupunktur: Auswahl der Nah- und Fernpunkte auf den jeweiligen Leitbahnachsen, je nach Lage des Schmerzortes („Oben-Unten-Regel").

Chinesische Bezeichnung der Leitbahnachsen
Die Yin-Leitbahnachsen
→ Lu – MP = Tai Yin
 bestehend aus Lu = Hand – Tai Yin und MP = Fuß – Tai Yin.
→ KS – Le = Jue Yin
 bestehend aus KS = Hand – Jue Yin und Le = Fuß – Jue Yin.
→ He – Ni = Shao Yin
 bestehend aus He = Hand – Shao Yin und Ni = Fuß – Shao Yin.

Die Yang-Leitbahnachsen
→ Di – Ma = Yang Ming
 bestehend aus Di = Hand – Yang Ming und Ma = Fuß – Yang Ming.
→ 3E – Gb = Shao Yang
 bestehend aus 3E = Hand – Shao Yang und Gb = Fuß – Shao Yang.
→ Dü – Bl = Tai Yang
 bestehend aus Dü = Hand Tai – Yang und Bl = Fuß Tai – Yang.

Grundlagen

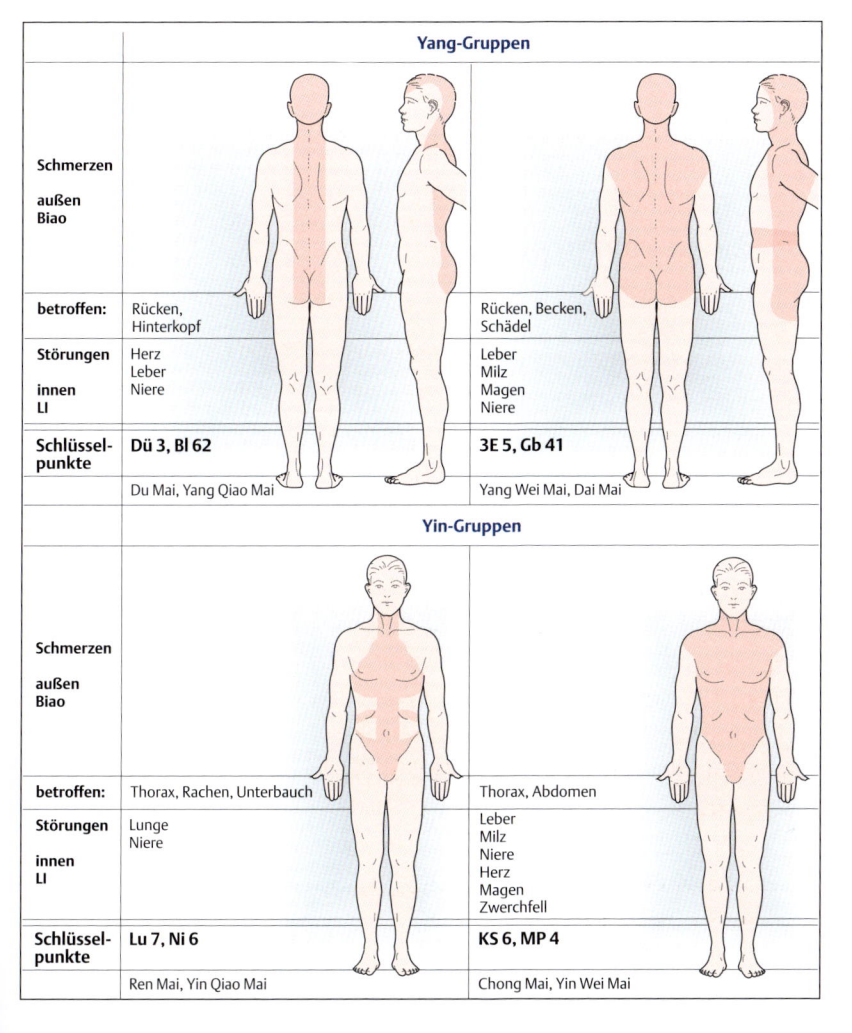

	Yang-Gruppen			
Schmerzen außen Biao				
betroffen:	Rücken, Hinterkopf		Rücken, Becken, Schädel	
Störungen innen Li	Herz Leber Niere		Leber Milz Magen Niere	
Schlüsselpunkte	Dü 3, Bl 62		3E 5, Gb 41	
	Du Mai, Yang Qiao Mai		Yang Wei Mai, Dai Mai	
	Yin-Gruppen			
Schmerzen außen Biao				
betroffen:	Thorax, Rachen, Unterbauch		Thorax, Abdomen	
Störungen innen Li	Lunge Niere		Leber Milz Niere Herz Magen Zwerchfell	
Schlüsselpunkte	Lu 7, Ni 6		KS 6, MP 4	
	Ren Mai, Yin Qiao Mai		Chong Mai, Yin Wei Mai	

Abb. 11 Schmerzareale (nach König-Wancura 1983): Für die Praxis ist die genaue Kenntnis vom Verlauf der außerordentlichen Leitbahnen („Wundermeridiane") nicht unbedingt erforderlich. Allerdings sollte der Akupunkteur wissen, wonach bestimmte Symptome und Schmerzen in bestimmten Oberflächenarealen durch jeweils zwei Schlüsselpunkte therapeutisch erfassbar sind.

Die acht außerordentlichen Leitbahnen (= „Wundermeridiane")[1]

→ Abdeckung eines größeren Schmerzareals an der Körperoberfläche in Verbindung mit Störungen verschiedener innerer Organe (Abb. 11).
→ „Einschaltung" einer außerordentlichen Leitbahn durch den jeweils zugehörigen, auf einer Hauptleitbahn liegenden Schlüsselpunkt, z. B. das

---

[1] „Wundermeridian" ist eine nicht sinngemäße Übersetzung des chinesischen Originaltextes durch den Umweg über die französische Sprache.

Grundlagen

- Konzeptionsgefäß (Ren Mai) in der ventralen Mittellinie durch den Schlüsselpunkt Lu 7,
- Lenkergefäß (Du Mai) in der dorsalen Mittellinie durch den Schlüsselpunkt Dü 3.

Die Akupunkturpunkte

Definition
- Wörtliche Übersetzung aus dem Chinesischen: „Eingang zu einer unterirdischen Höhle".
- Nach Heine: Anatomisch ein Foramen in der Fascia superficialis, durch welches ein Gefäß-Nerven-Bündel der Haut in die Tiefe führt.
- Nach Melzack: Übereinstimmung der Lokalisation von ca. 80 % der Akupunkturpunkte mit der Lage von Triggerpunkten.
- Nach König-Wancura: Ort der Reizübertragung auf lokale, segmentale und suprasegmentale Funktionsbereiche.

Lokalisation

Häufige, charakteristische Besonderheiten für die klinische Lokalisation von Akupunkturpunkten:
- erhöhte Drucksensibilität,
- veränderter Gewebsturgor,
- veränderte Hautfeuchtigkeit,
- veränderte thermische Abstrahlung,
- veränderter elektrischer Hautwiderstand (Voll).

In China: Punktbezeichnung häufig im Zusammenhang mit der Funktion, z. B. verschiedene „Wind-Punkte".

Außerhalb Chinas: fortlaufende Nummerierung der Akupunkturpunkte einer Leitbahn.

Die charakteristischen Steuerungspunkte einer Hauptleitbahn

Aufgrund jahrhundertelanger Erfahrung hat sich herausgestellt, dass unter den vielen Haupt-Leitbahnpunkten (361 Punkte!) ganz bestimmte Punkte auf allen Hauptleitbahnen immer eine ähnlich gerichtete und besonders gute therapeutische

Wirkung haben. Diese Punkte werden im Allgemeinen als **Steuerungspunkte** bezeichnet:

■ Quell(Yuan)-Punkt
→ Ambivalente Wirkung zur Unterstützung einer Organfunktion bei „Tonisierung" (= Zuführung) oder „Sedierung" (= Ausleitung).
→ Wird oft gemeinsam mit dem **Passagepunkt** der gegenüberliegenden Leitbahn innerhalb des Leitbahnpaares genadelt = „**Innen-Außen-Regel**". Dient in dieser Punktekombination dem „Energieausgleich" bzw. „Funktionsausgleich" innerhalb eines Leitbahnpaares.

Häufige Kombinationen z. B.:
  – Lu 7 – Di 4,
  – Di 6 – Lu 9,
  – Bl 58 – Ni 3.
→ Dabei wird das vordergründige Symptom mit dem Quellpunkt der betroffenen Leitbahnen behandelt, der Passagepunkt unterstützt diese Therapie.

Ein Beispiel: Zu Beginn einer Grippe ist häufig der Nasenraum stärker betroffen, während zunächst nur geringer Husten besteht. Daher ist die Nasensymptomatik vordergründig und wird mit dem Quellpunkt Di 4 der betroffenen Dickdarm-Leitbahn behandelt. Der Passagepunkt Lu 7 der zugehörigen Lungen-Leitbahn innerhalb des Leitbahnpaares unterstützt.

Nach einigen Tagen steht der Husten im Vordergrund, die Nase ist nur noch leicht betroffen. Daher ist jetzt die Lungensymptomatik vordergründig und wird mit dem Quellpunkt Lu 9 der betroffenen Lungen-Leitbahn behandelt. Der Passagepunkt Di 6 der zugehörigen Dickdarm-Leitbahn innerhalb des Leitbahnpaares unterstützt.

Grundlagen

Abb. 12 Segmentale Organtherapie über die Shu-Mu-Punkte. Die Zuordnung von Akupunkturpunkten zu Organen im Segment ist Ausdruck einer jahrtausendealten Empirie.

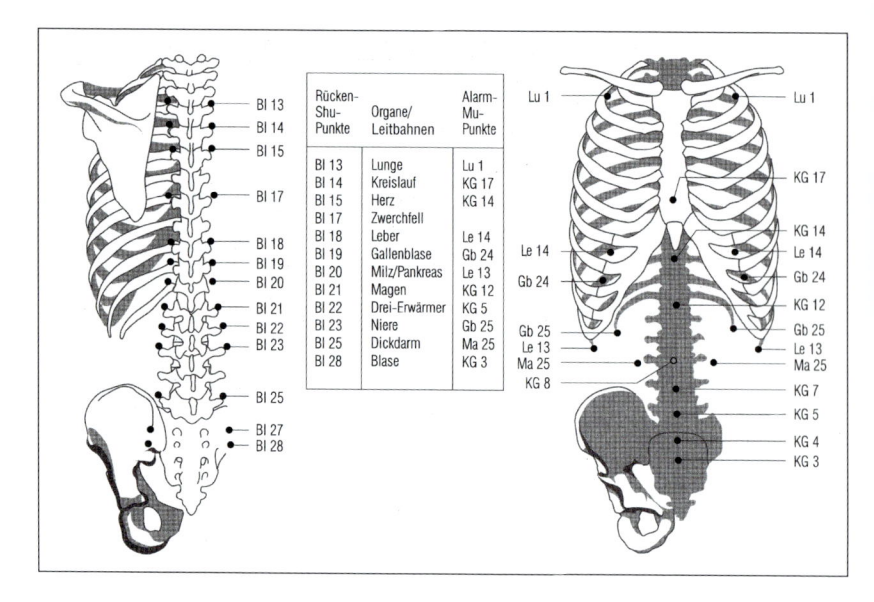

Rücken-Shu-Punkte	Organe/Leitbahnen	Alarm-Mu-Punkte
Bl 13	Lunge	Lu 1
Bl 14	Kreislauf	KG 17
Bl 15	Herz	KG 14
Bl 17	Zwerchfell	
Bl 18	Leber	Le 14
Bl 19	Gallenblase	Gb 24
Bl 20	Milz/Pankreas	Le 13
Bl 21	Magen	KG 12
Bl 22	Drei-Erwärmer	KG 5
Bl 23	Niere	Gb 25
Bl 25	Dickdarm	Ma 25
Bl 28	Blase	KG 3

■ **Passage(Luo)-Punkt**
→ Wird meistens gemeinsam mit dem Quellpunkt der gegenüberliegenden Leitbahn innerhalb des Leitbahnpaares genadelt, **s. Quellpunkt**.

■ **Zustimmungs(Shu)-Punkt**
→ Liegt in segmentaler Anordnung jeweils 2 Querfinger paravertebral auf dem medialen Ast der **Blasenleitbahn**,
→ neurophysiologisch = direkte Organbeeinflussung über den dorsalen Ast des Spinalnervs,
→ die Shu-Punkte z. B. von Lunge und Dickdarm: Bl 13 und Bl 25,
→ gemeinsame Nadelung von Zustimmungs- und Alarmpunkt = Shu-Mu-Nadelung (Abb. **12**) (= „Hinten-Vorne-Regel").

■ **Alarm(Mu)-Punkt**
→ Ventral gelegene Bezugspunkte der Speicher- oder Hohlorgane,

→ liegen nicht immer auf ihren organbezogenen Leitbahnen,
→ neurophysiologisch = direkte Organbeeinflussung über den ventralen Ast des Spinalnervs,
→ die Mu-Punkte z. B. von Lunge und Dickdarm: Lu 1 und Ma 25,
→ gemeinsame Nadelung von Zustimmungs- und Alarmpunkt = Shu-Mu-Nadelung (= **„Hinten-Vorne-Regel"**).

■ **Unterer Einflussreicher(He)-Punkt**
→ Vorhanden nur für die Yang-Leitbahnen,
→ Lokalisation nicht immer auf der jeweils organbezogenen Hauptleitbahn,
→ unmittelbare Wirkung auf die 6 Yang-Hohlorgane,
→ 6 Untere Einflussreiche Punkte:
  – He-Punkt des Magens (Ma 36) liegt auf der Magen-Leitbahn.
  – He-Punkt des Dickdarms (Ma 37) liegt auf der Magen-Leitbahn.
  – He-Punkt des Dünndarms (Ma 39) liegt auf der Magen-Leitbahn.
  – He-Punkt des 3-Erwärmers (Bl 39) liegt auf der Blasen-Leitbahn.
  – He-Punkt der Blase (Bl 40) liegt auf der Blasen-Leitbahn.
  – He-Punkt der Gallenblase (Gb 34) liegt auf der Gallenblasen-Leitbahn.

■ **Schlüsselpunkt**
→ „Einschalten" einer außerordentlichen Leitbahn (= „Wundermeridian") durch den jeweils zugehörigen, auf einer Hauptleitbahn liegenden Schlüsselpunkt.
→ 8 außerordentliche Leitbahnen (= „Wundermeridiane") mit 8 Schlüsselpunkten.

■ Weitere Steuerungspunkte

Es gibt weitere Steuerungspunkte mit besonderer Wirksamkeit, die in der Regel jedoch nur nach individueller Erfahrung und mit unterschiedlicher Bevorzugung eingesetzt werden:

→ Tonisierungs- und Sedierungspunkte auf den Hauptleitbahnen zur Tonisierung (= Funktionssteigerung) oder Sedierung (= Funktionsminderung) des dazugehörigen Speicher- oder Hohlorgans,
→ Spalt(Xi)-Punkte, auch Grenzpunkte genannt, vor allem für die Behandlung von akuten bzw. therapieresistenten Organerkrankungen,
→ „Meisterpunkte", die bestimmte Organsysteme wirksam beeinflussen,
→ Vereinigungspunkte („Reunionspunkte"), die verschiedene Leitbahnen miteinander verbinden,
→ Hua-Tuo-Punkte beiderseits unmittelbar neben der dorsalen Mittellinie mit vorwiegend segmentaler Bedeutung,
→ die „antiken" Punkte (s. weiterführende Literatur).

Die Energie Qi

→ Wichtigste Bedeutung von Qi in der Traditionellen Chinesischen Medizin (TCM): **Funktion**, z. B.
   – „zu wenig" oder Leere von Qi = Hypofunktion,
   – „zu viel" oder Fülle von Qi = Hyperfunktion.
→ Häufigste Übersetzung von Qi außerhalb Chinas: **Energie,** z. B. Energiefülle, Energieleere, Energiestau.
→ Auch in der westlichen Medizin geläufiger Gebrauch des Begriffes Energie, z. B.
   – Energieumsatz (exakt qualifizierbar und quantifizierbar),

Grundlagen

– Willensenergie (nicht exakt qualifizierbar und quantifizierbar).
→ Praktische Bedeutung für die Akupunktur: Auswahl von Reizart und Reizstärke, z. B. nach Energiefülle und Energieleere und weiteren Aspekten.

Der Energiekreislauf – die chinesische Organuhr

Ausgangspunkt nach chinesischer Vorstellung:
→ Ständiger Energiedurchfluss der „Lebensenergie Qi" in den Hauptleitbahnen und Organen in einem 24-Stunden-Rhythmus.
→ Gemäß ihrer Anzahl bevorzugter Energiedurchfluss der 6 Speicher- und 6 Hohlorgane und ihrer Leitbahnen für jeweils 2 Stunden mit besonderer Funktionsbereitschaft des jeweiligen Organs in dieser Zeit (sog. „Maximalzeit", Abb. **13**).
→ Statistisch auffallend häufige zeitliche Übereinstimmung des Auftretens von Störungen mit der angegebenen Uhrzeit eines Organs in der chinesischen Organuhr, z. B. gehäuftes Auftreten von Asthmaanfällen in den frühen Morgenstunden, Gallenkoliken gegen Mitternacht usw.

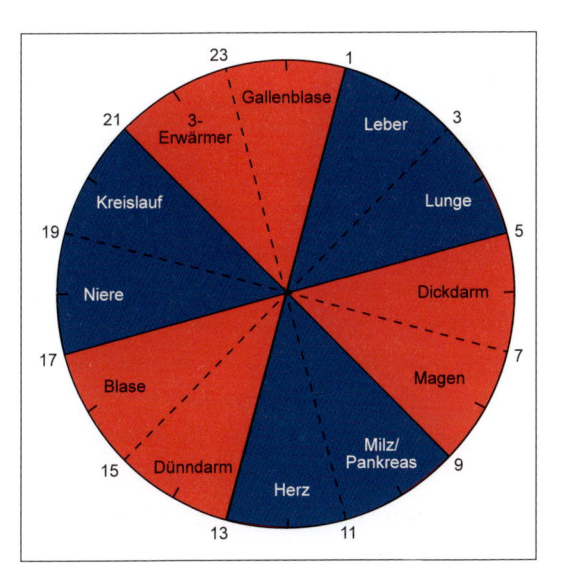

Abb. 13 Die chinesische Organuhr.

Praktische Bedeutung der „Maximalzeit" für die Therapie:

→ Zusätzliche diagnostische und therapeutische Ansatzmöglichkeit durch die Einbeziehung des zeitlichen Auftretens von Störungen, z. B. regelmäßige Durchschlafstörungen gegen 2 Uhr morgens = Hinweis auf eine mögliche Leberstörung.

→ Aus der Sicht der Chronopharmakologie Möglichkeit von unterschiedlich dosierten und unterschiedlich terminierten Arzneimittelgaben je nach Maximalzeit eines betroffenen Organs.

→ Weitere Bedeutung: Reihenfolge der Organe und ihrer Leitbahnen an der Körperoberfläche im Energiekreislauf gemäß der Reihenfolge auf der chinesischen Organuhr.

Die fünf Funktionskreise im Entsprechungssystem

→ In Analogie zu den fünf Elementen (Holz – Feuer – Erde – Metall – Wasser) bilden die fünf inneren Organe (Zang) die Grundlage eines Entsprechungssystems (Abb. **14**).

→ Jedes Element bzw. jedes ihm zugeordnete Organ bildet auf dieser Grundlage jeweils einen Funktionskreis.

→ In jedem der fünf Funktionskreise sind anatomische, physiologische, psychische, bioklimatische, jahreszeitliche und sich entsprechende Phänomene zusammengefasst (daher die Bezeichnung „Entsprechungssystem").

→ **Praktische Bedeutung:** Durch Kenntnis der jeweils zugeordneten Phänomene Möglichkeit eines diagnostischen und therapeutischen Ansatzes bei Krankheitsstörungen in einem Funktionskreis.

Grundlagen

Wandlungsphase	Holz 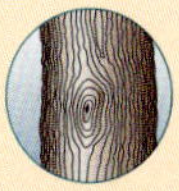	Feuer 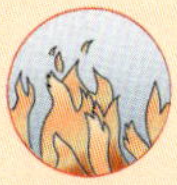	Erde 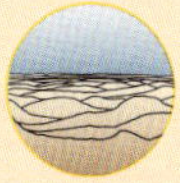	Metall 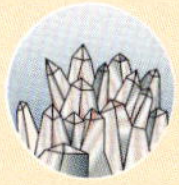	Wasser 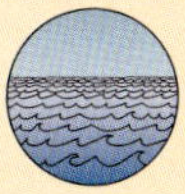
Umwelt					
Himmelsrichtung	Osten	Süden	Mitte	Westen	Norden
Jahreszeit	Frühling	Sommer	Spätsommer	Herbst	Winter
äußerer (klimatischer) Faktor	Wind	Hitze	Feuchtigkeit	Trockenheit	Kälte
Aktivitätsphase in der Natur	Keimen	Wachsen	Umwandeln	Reifen	Speichern
Farbe	blaugrün 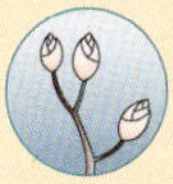	rot 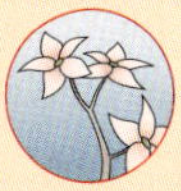	gelb 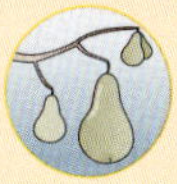	weiß 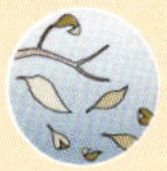	schwarz 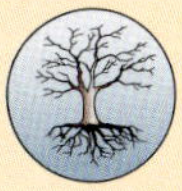
Mensch					
Zang-Organ	Leber 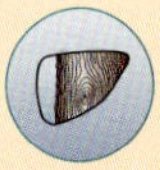	Herz (Perikard) 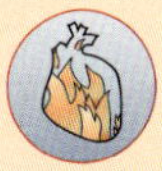	Milz 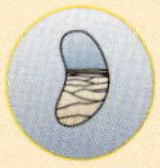	Lunge 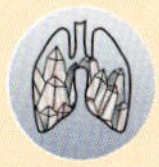	Nieren 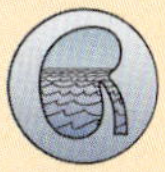
Fu-Organ	Gallenblase	Dünndarm (3-Erwärmer)	Magen	Dickdarm	Blase
Sinnesorgan	Auge	Zunge	Mund	Nase	Ohr
Gewebsschicht	Sehnen	Blutgefäße	Muskeln (Fleisch)	Haut Haare	Knochen
Geschmack	sauer	bitter	süß	scharf	salzig
innerer (psychischer) Faktor	Zorn, Groll Aggression	Freude Hektik	Sorge Grübeln	Trauer	Angst

Abb. 14 Die fünf Wandlungsphasen mit ihren wesentlichen analogen Korrelaten.

→ Die Entsprechungen in einem Funktionskreis sind unter anderem jeweils
  – ein zusammengehörendes **Organpaar**, bestehend aus Zang- und Fu-Organ (z. B. Lu – Di, Ma – MP), und den entsprechenden **Leitbahnen** an der Körperoberfläche.
  – ein innerer krankmachender, **psychischer Faktor**, z. B. Zorn, Trauer, Angst, der eine Erkrankung auslösen oder verstärken kann.

- ein äußerer krankmachender, **bioklimatischer Faktor**, z. B. Zugluft, Trockenheit, Kälte, der eine Erkrankung auslösen oder verstärken kann.
- eine **Jahreszeit**, z. B. Frühjahr, Herbst, Winter, zu welcher bestimmte Erkrankungen besonders häufig auftreten.
- eine **Gewebsschicht**, z. B. Haut. Die Beziehung zwischen Haut und Funktionskreis Lunge ist klinisch bekannt: häufiges gleichzeitiges Auftreten von Hautstörungen und Asthma bronchiale. Daher Behandlung von Hautveränderungen durch Lungenpunkte.
- ein **Segment** oder eine bestimmte Wirbeletage, die bei Vorliegen einer Wirbelgelenksblockierung aufgrund der segmentalreflektorischen Beziehung zwischen Körperoberfläche und Körperinnerem (Head) die Störung eines inneren Organs auslösen oder verstärken kann (in etwa entsprechend der Lokalisation der Zustimmungs[Shu]-Punkte dieser Organe auf dem inneren Ast der Blasen-Leitbahn).
- ein oder mehrere **Gelenke**, die aufgrund des Leitbahnverlaufes an der Körperoberfläche einen Bezug zu dem zugehörigen inneren Organ haben.
- ein **Sinnesorgan**, z. B. Auge, Nase, Ohr. Eine Lebererkrankung mit Ikterus zeigt sich als erstes am Auge (Sklerenikterus). „Der zornige Blick" (Wechselwirkung Auge – Zorn – Leber).
- eine bestimmte wiederkehrende **Uhrzeit** des Auftretens von Störungen, die nach Maßgabe der chinesischen Organuhr als „Maximalzeit" einen Hinweis auf einen ursächlichen Zusammenhang der Störung mit dem entsprechenden inneren Organ geben kann.

- ein oder mehrere **Odontone**, jeweils eine **Mandel** und eine **Nebenhöhle**, die aufgrund der Untersuchungen von Voll aus dem Jahre 1976 jeweils einem Funktionskreis zugeordnet werden können. Eine Herd-Störfeld-Belastung in diesem Bereich kann z. B. eine Therapieresistenz bei der Behandlung eines zugehörigen Organs darstellen.

→ **Merke:** Die störende Beeinflussung der genannten Faktoren aufgrund der Wechselbeziehung innerhalb der jeweiligen Funktionskreise kann in beiden Richtungen verlaufen! (Keine „Einbahnstraße" der Richtung der Wechselwirkung!)

→ **Beispiele:** Eine persistierende Wirbelgelenksblockierung Th 5 (Höhe Bl 15, Zustimmungs[Shu]-Punkt des Herzens) kann u. U. anderweitig nicht therapierbare Funktionsbeschwerden des Herzens verursachen.
Umgekehrt kann eine Nierenstörung rezidivierende Wirbelgelenksblockierungen L 2 (Höhe Bl 23, Zustimmungs[Shu]-Punkt der Niere) verursachen.
Eine beherdete Tonsillektomienarbe kann Ursache von nicht diagnostizierbaren und anderweitig nicht therapierbaren Hüftgelenksbeschwerden sein (Wechselbeziehung zwischen Gaumenmandel – Leber und Leitbahnverlauf am Hüftgelenk).

Praktische Schlussfolgerung: Bei der Frage nach der von einer Störung betroffenen Leitbahn immer auch nach dem gleichzeitig betroffenen Funktionskreis und nach den jeweiligen Entsprechungen fahnden!

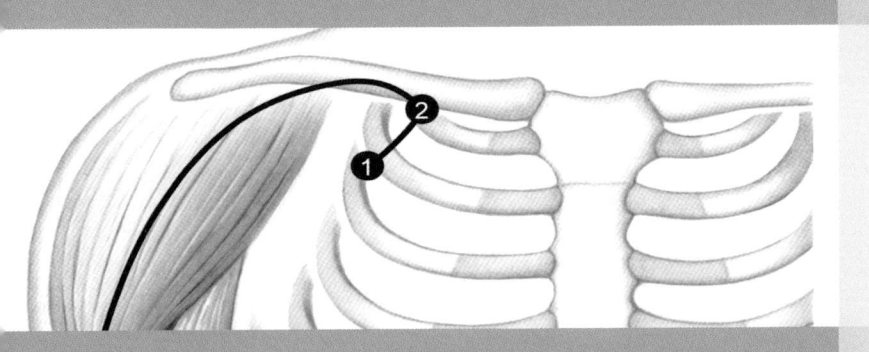

Leitbahnen und Punkte

Übersicht der Leitbahnumläufe

1. Leitbahnumlauf Lu ⟶ Di ⟶ Ma ⟶ MP

Lu → Di → Ma → MP

Leitbahnpaar der Hand
Lu - Di

Übersicht

Den ersten Leitbahnumlauf bilden die vier Hauptleitbahnen Lunge, Dickdarm, Milz/Pankreas, Magen (Abb. 15).

Beachte folgende Leitbahnverbindungen:
→ Leitbahnpaar der Hand:
  Leitbahnen **Lu-Di** (Yin-Yang).
→ Leitbahnpaar des Fußes:
  Leitbahnen **MP-Ma** (Yin-Yang).
→ Yin-Leitbahnachse:
  Leitbahnen **MP-Lu** (Yin-Yin).
→ Yang-Leitbahnachse:
  Leitbahnen **Di-Ma** (Yang-Yang).

Leitbahnpaar des Fußes
MP- Ma

Abb. 15 Schematische Darstellung des ersten Leitbahnumlaufs.

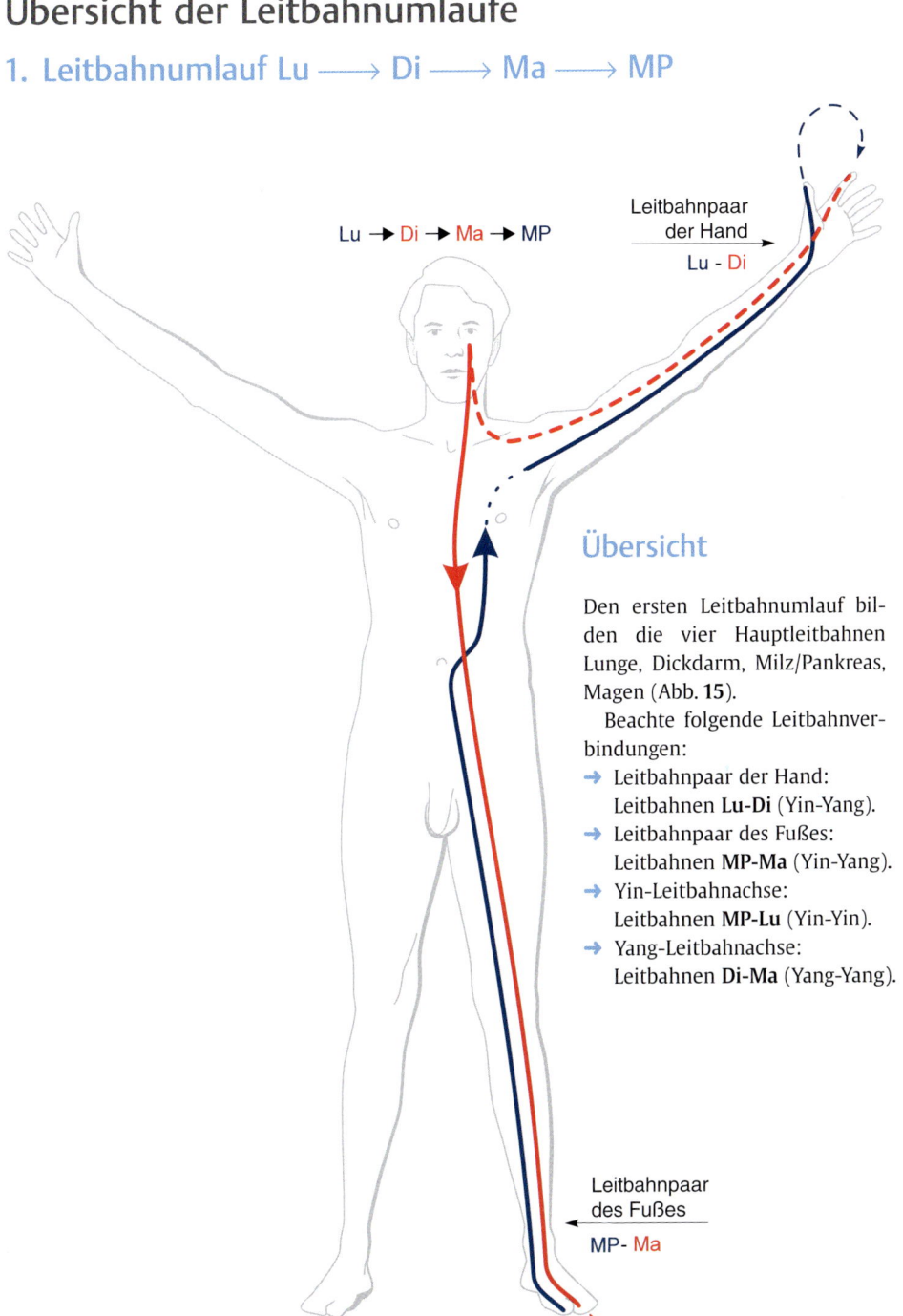

Leitbahnen und Punkte

2. Leitbahnumlauf He ⟶ Dü ⟶ Bl ⟶ Ni

He → Dü → Bl → Ni

Leitbahnpaar der Hand
He - Dü

Blasen-Leitbahn

Übersicht:

Den zweiten Leitbahnumlauf bilden die Hauptleitbahnen Herz, Dünndarm, Niere, Blase (Abb. 16). Beachte folgende Leitbahnverbindungen:
- → Leitbahnpaar der Hand: Leitbahnen **He-Dü** (Yin-Yang).
- → Leitbahnpaar des Fußes: Leitbahnen **Ni-Bl** (Yin-Yang).
- → Yin-Leitbahnachse: Leitbahnen **He-Ni** (Yin-Yin).
- → Yang-Leitbahnachse: Leitbahnen **Dü-Bl** (Yang-Yang).

Leitbahnpaar des Fußes
Ni - Bl

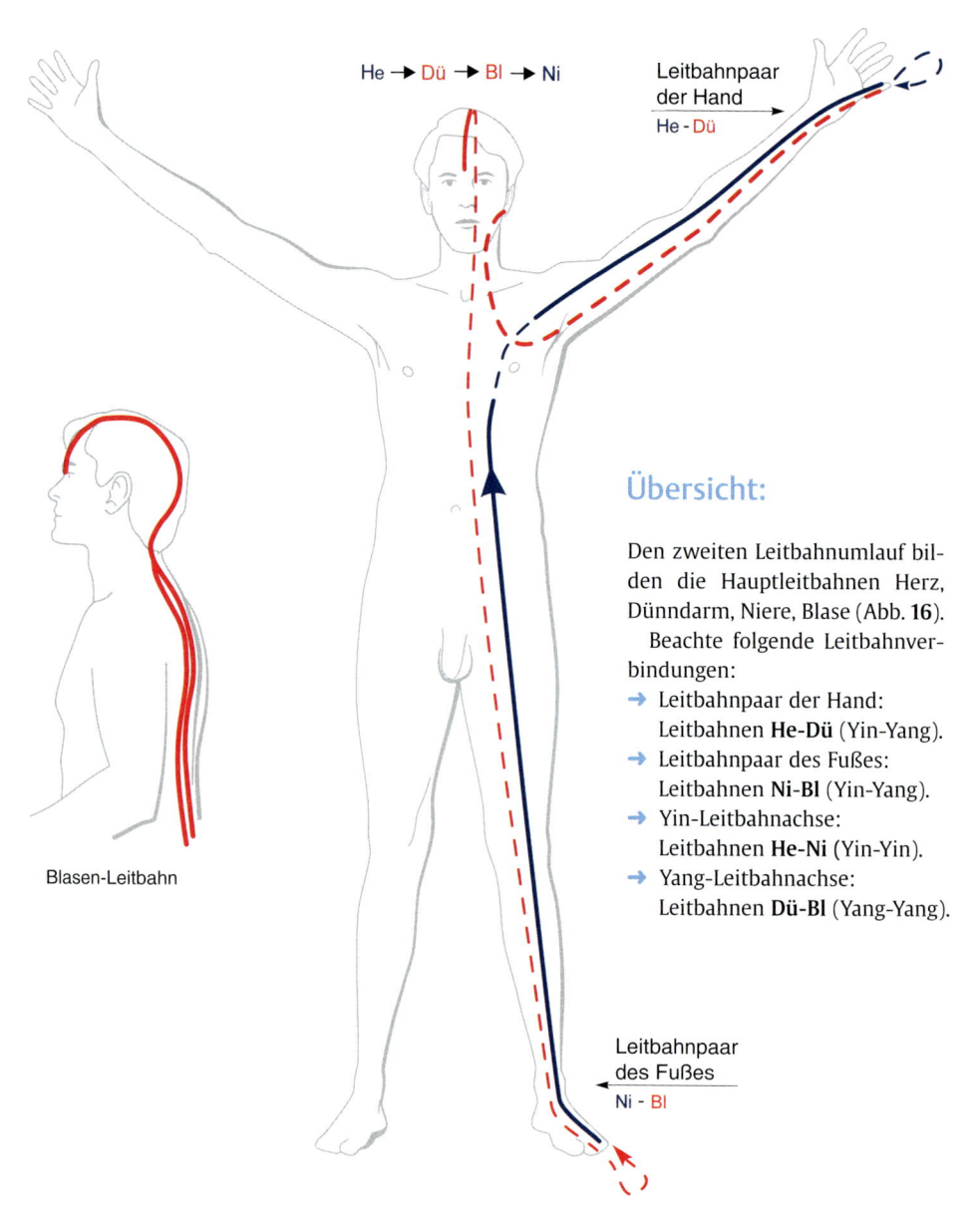

Abb. 16 Schematische Darstellung des zweiten Leitbahnumlaufs.

Übersicht der Leitbahnumläufe

3. Leitbahnumlauf KS ⟶ 3E ⟶ Gb ⟶ Le

KS → 3E → Gb → Le

Leitbahnpaar der Hand
KS - 3E

Übersicht

Den dritten Leitbahnumlauf bilden die Hauptleitbahnen Kreislauf, 3-Erwärmer, Leber, Gallenblase (Abb. 17).

Beachte folgende Leitbahnverbindungen:
- Leitbahnpaar der Hand: Leitbahnen **KS-3E** (Yin-Yang).
- Leitbahnpaar des Fußes: Leitbahnen **Le-Gb** (Yin-Yang).
- Yin-Leitbahnachse: Leitbahnen **KS-Le** (Yin-Yin).
- Yang-Leitbahnachse: Leitbahnen **3E-Gb** (Yang-Yang).

Leitbahnpaar des Fußes
Le - Gb

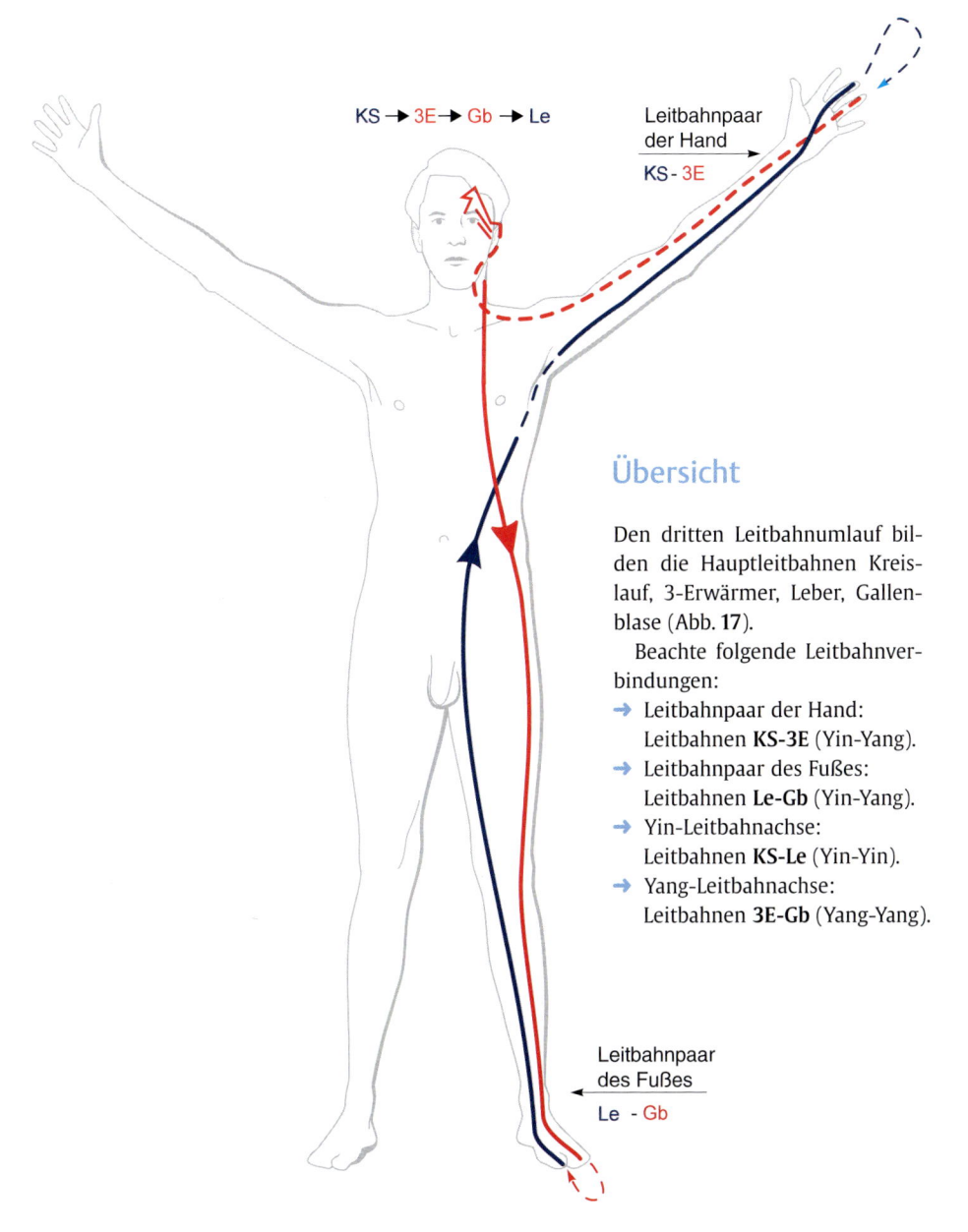

Abb. 17 Schematische Darstellung des dritten Leitbahnumlaufs.

Lungen-Leitbahn

Hand – Tai Yin
Abk.: Lu
chin.: *Lunge = Fei*
☯ **Yin**
Die sehr große (Tai)
Yin-Leitbahn der Hand

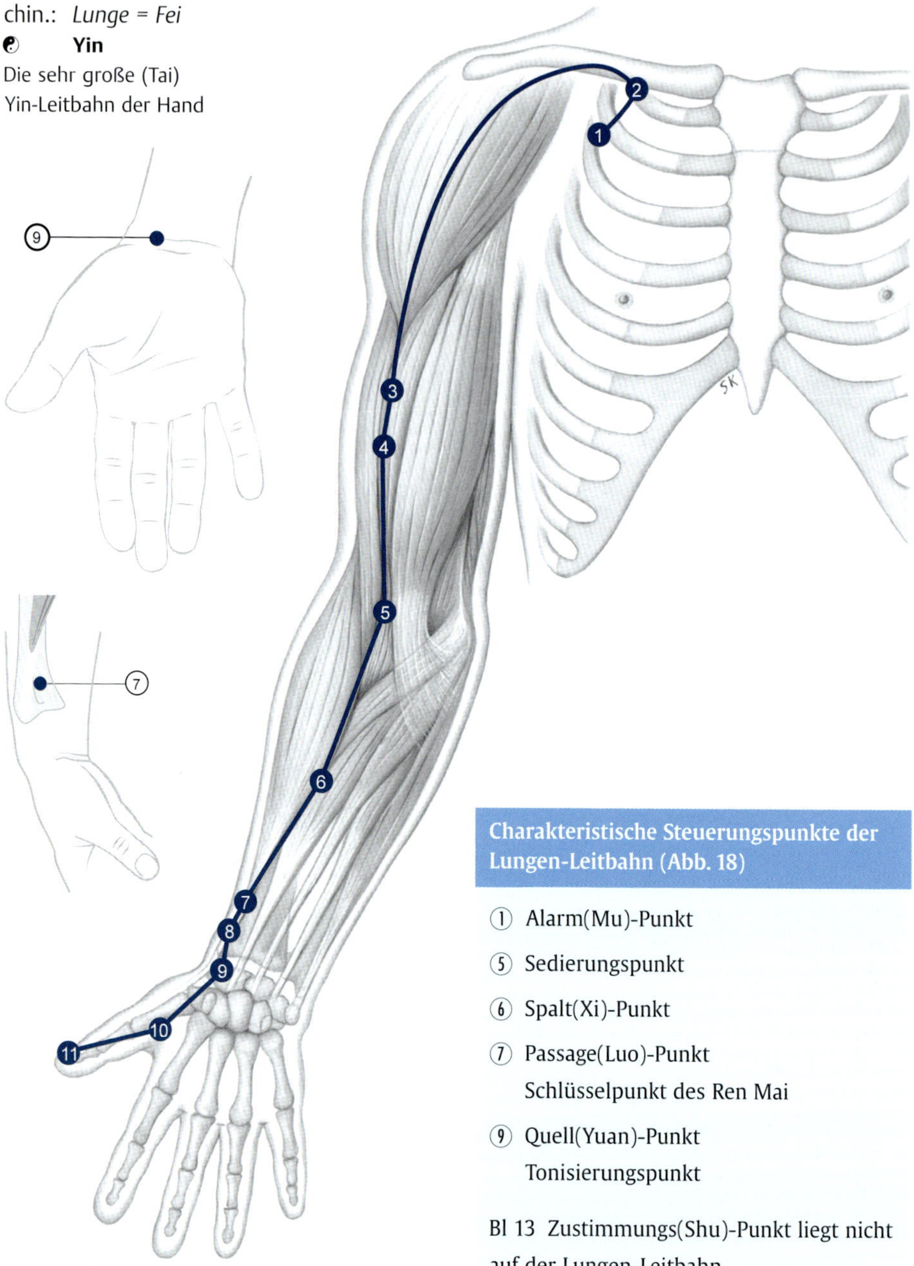

Charakteristische Steuerungspunkte der Lungen-Leitbahn (Abb. 18)

① Alarm(Mu)-Punkt

⑤ Sedierungspunkt

⑥ Spalt(Xi)-Punkt

⑦ Passage(Luo)-Punkt
Schlüsselpunkt des Ren Mai

⑨ Quell(Yuan)-Punkt
Tonisierungspunkt

Bl 13 Zustimmungs(Shu)-Punkt liegt nicht auf der Lungen-Leitbahn

Abb. 18 Lungen-Leitbahn, Hand – Tai Yin.

Lunge (Fei) und Dickdarm (Da Chang) sind einander zugeordnete Organe. Ihre Hauptleitbahnen bilden ein Leitbahnpaar der Hand.

Leitbahnpaar der Hand	
Lungen-Leitbahn	= Hand – Tai Yin
Dickdarm-Leitbahn	= Hand – Yang Ming

Hinweis:
Zur Erleichterung für den Anfänger werden im Folgenden alle für die Praxis besonders wichtigen Punkte hervorgehoben.

Verlauf

Der **äußere Verlauf** beginnt im I. ICR, geht über die vordere Schulter zur radialen Seite des M. biceps brachii, zur Ellenbeuge, entlang der A. radialis zum Handgelenk. Die Leitbahn endet mit Punkt Lu 11 am radialen Nagelfalzwinkel des Daumens.

Klinische Anwendung, Funktionsbeziehungen

→ Erkrankungen der Atmungsorgane (Erkältungskrankheiten, Bronchitis, Asthma u. a.).
→ Erkrankungen im Leitbahnverlauf: Gelenkerkrankungen (Schulter, Ellenbogen, Handgelenk), Myalgie, Parästhesie, Neuralgie u. a.
→ Psychosomatische Ursachen wie Kummer, Sorgen, Traurigkeit, Enttäuschungen, Neigung zum Weinen, Verzweiflung, Seufzen, übertriebenes Selbstmitleid.
→ Trockenheit als „Krankheitsursache", z. B. trockener Husten, trockener Nasen-Rachen-Raum u. a.
→ Erkrankungen der Haut. Das Lungen-Qi „beherrscht" die Körperoberfläche und „verteilt" die Abwehrenergie, die außerhalb der Leitbahnen in der Haut (Kutis, Subkutis) zirkuliert.
→ Erkrankungen der Nase bzw. der Nasennebenhöhlen (s. Abb. 23).

Lu 1 Zhongfu
Alarm(Mu)-Punkt

Lage:
1 Daumenbreite (1 Cun) unterhalb der Klavikula,
8 Querfinger (6 Cun) lateral der ventralen Mittellinie.
Lu 1 liegt auf dem M. pectoralis minor (Atemhilfsmuskel).

Akupunktur:
Ca. 1 cm schräg zum Schultergelenk (Cave: Pneumothorax).
Für den Ungeübten wird eine kräftige Punktmassage (bis zur Schmerzgrenze) empfohlen.

Indikation:
Erkrankungen der Atmungsorgane (Bronchitis, Asthma bronchiale, Husten, Keuchhusten), lokale Symptome im Leitbahnverlauf: z. B. vorderer Schulterschmerz, Oberarmschmerz. Neurophysiologisch besteht eine Wirkbeziehung über den ventralen Ast des Spinalnervs.

Lu 2 Yunmen
Lage:
Unterkante der Klavikula, kranial von Lu 1.
Akupunktur:
Ca. 0,5 cm schräg zur Schulter.
Indikation:
Druckgefühl im Thorax, lokale Beschwerden: z. B. Schulterschmerz.

Leitbahnen und Punkte

Lu 3 Tianfu
Lage:
Am radialen Rand des M. biceps brachii. Höhe: 4 Querfinger (3 Cun) unterhalb der vorderen Achselfalte.
Akupunktur:
Ca. 0,5 cm schräg.
Indikation:
Oberarmschmerzen, Husten, Bronchitis.

Lu 4 Xiabai
Lage:
1 Daumenbreite (1 Cun) unterhalb Lu 3.
Akupunktur:
Ca. 0,5 cm senkrecht.
Indikation:
Lokaler Oberarmschmerz.

Lu 5 Chize
Sedierungspunkt
Lage:
Ellenbogenbeugefalte am radialen Rand der Bizepssehne. (Beim Aufsuchen des Punktes den Arm leicht beugen und strecken.)
Akupunktur:
0,5–1 cm senkrecht bei leicht gebeugtem Arm.
Indikation:
Erkrankungen der Atmungsorgane (Bronchitis, Asthma bronchiale, Husten, Laryngitis, Pharyngitis), Schmerzen im Ellenbogengelenk.

Lu 6 Kongzui
Spalt(Xi)-Punkt
Lage:
1 Daumenbreite (1 Cun) proximal der Mitte der Verbindungslinie von Lu 5 und Lu 9.
Akupunktur:
0,5–1 cm senkrecht.
Indikation:
Vorwiegend bei akuten Störungen der Lungenfunktion: Asthma bronchiale, Bronchitis.

Lu 7 Lieque
Passage(Luo)-Punkt
Schlüsselpunkt des
Konzeptionsgefäßes
Lage:
2 Querfinger (1,5 Cun) proximal der distalen Handgelenksbeugefalte auf der Radiuskante – oder: Kreuzung beider Daumen, wobei die Innenfläche der einen Hand auf den Handrücken der anderen gelegt wird. Dort, wo auf der Radiuskante die Zeigefingerspitze zu liegen kommt, ist Lu 7.
Akupunktur:
0,5–1 cm schräg gegen den Leitbahnverlauf nach proximal.
Indikation:
Erkrankung der Atmungsorgane, funktionelle Herzbeschwerden, gynäkologische und urologische Erkrankungen, psychophysische Erschöpfung.

Lu 8 Jingqu
Lage:
1 Daumenbreite (1 Cun) proximal Lu 9 im Sulcus radialis.
Akupunktur:
Ca. 0,5 cm schräg nach proximal (Cave: A. radialis).
Indikation:
Trockener Husten, Asthma bronchiale, Laryngitis, Pharyngitis, Stimmschwäche.

Lu 9 Taiyuan
Quell(Yuan)-Punkt
Tonisierungspunkt
„Meisterpunkt der Gefäße"
Lage:
Am radialen Ende der distalen Handgelenksbeugefalte, zwischen der A. radialis und der Sehne des M. abductor pollicis longus in einer deutlich tastbaren Vertiefung.
Akupunktur:
Ca. 0,5 cm senkrecht.
Indikation:
Basispunkt zur Stärkung der Lungenfunktion, Erkrankung der Atmungsorgane (Bronchitis, Husten, Asthma bronchiale).

Lu 10 Yuji
Lage:
Am Daumenballen, in der Mitte des Os metacarpale I, am volaren Rand in einer deutlich tastbaren Vertiefung.
Akupunktur:
Ca. 0,5 cm senkrecht.
Indikation:
Laryngitis, Pharyngitis, Husten, Erkältungskrankheiten, Fieber, Schmerzen im Daumengrundgelenk.

Lu 11 Shaoshang
Lage:
Am radialen Nagelfalzwinkel des Daumens.
Akupunktur:
Ca. 2 mm senkrecht.
Indikation:
Tendinomuskuläre Beschwerden im Bereich der Lungen-Leitbahn, Halsentzündungen, Stimmschwäche, Ohrgeräusche, Ohrensausen, Hörschwäche, Erkrankungen der Atmungsorgane.

Leitbahnen und Punkte

Dickdarm-Leitbahn

Hand – Yang Ming

Abk.: Di
chin.: *Dickdarm = Da Chang*

☯ Yang

Die strahlende (Ming) Yang-Leitbahn der Hand

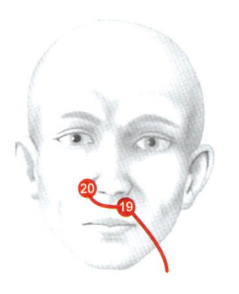

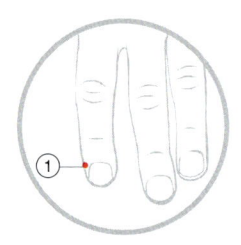

Charakteristische Steuerungspunkte der Dickdarm-Leitbahn (Abb. 19)

- ⑪ Tonisierungspunkt
- ⑦ Spalt(Xi)-Punkt
- ⑥ Passage(Luo)-Punkt
- ④ Quell(Yuan)-Punkt
- ② Sedierungspunkt

Bl 25 Zustimmungspunkt(Shu)-Punkt, Ma 25 Alarm(Mu)-Punkt, Ma 37 Unterer Einflussreicher (He)-Punkt liegen nicht auf der Dickdarm-Leitbahn

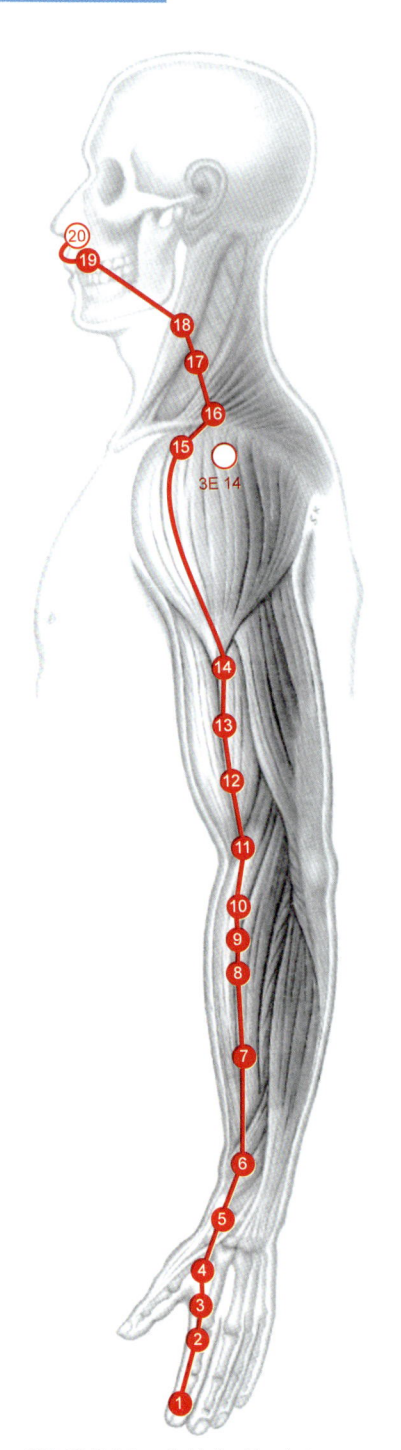

Abb. 19 Dickdarm-Leitbahn, Hand – Yang Ming.

Dickdarm-Leitbahn

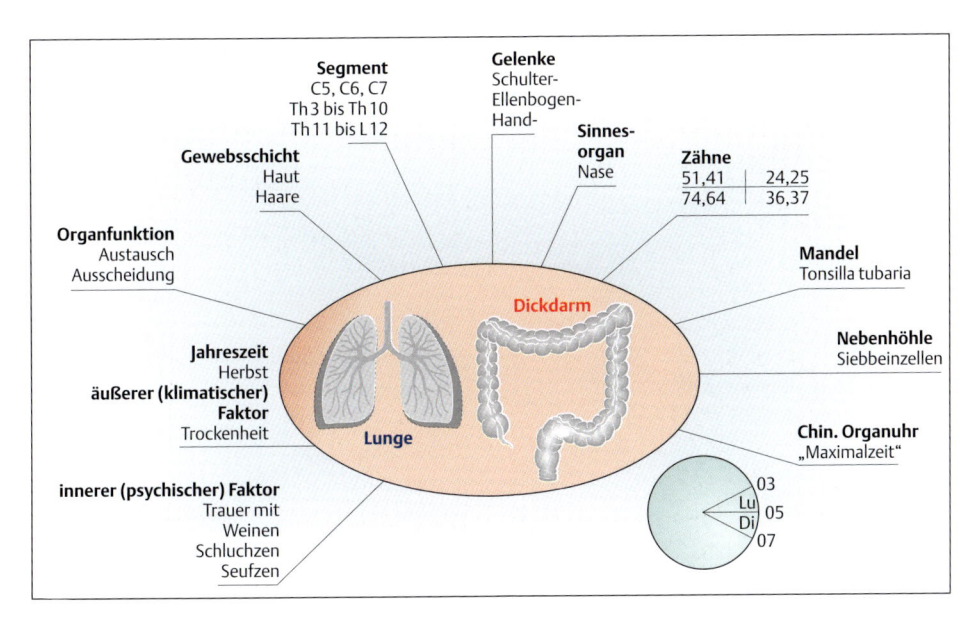

Abb. 20 Funktionsbeziehungen des Leitbahnpaares Lunge (Fei) – Dickdarm (Da Chang) zum Gesamtorganismus und zur Umwelt (modif. n. König u. Wancura, Voll, Kramer, Gleditsch).

Lunge (Fei) und Dickdarm (Da Chang) sind einander zugeordnete Organe. Ihre Hauptleitbahnen bilden ein Leitbahnpaar der Hand.

Leitbahnpaar der Hand	
Lungen-Leitbahn	= Hand – Tai Yin
Dickdarm-Leitbahn	= Hand – Yang Ming

Verlauf

Der **äußere Verlauf** beginnt am radialen Nagelfalzwinkel des Zeigefingers, verläuft zwischen Os metacarpale I und II und zwischen dem M. brachioradialis und dem M. extensor carpi radialis zum äußeren Ende der Ellenbogenbeugefalte, Oberarm, Schultergelenk, Hals und kreuzt zur Nasolabialfalte der Gegenseite.

Klinische Anwendung, Funktionsbeziehungen

→ Darmstörungen.
→ Erkrankungen der Nasennebenhöhlen, Rhinitis, Pharyngolaryngitis.
→ Kopfschmerzen, Gesichtsneuralgie, Zahnschmerzen.
→ Beschwerden im Leitbahnverlauf: Schulter-Arm-Syndrom, Ellenbogen, Handgelenk sowie tendinomuskuläre Beschwerden, Parästhesien, Neuralgien (Abb. 20).

Di 1 Shangyang
Lage:
Am radialen Nagelfalzwinkel des Zeigefingers.
Akupunktur:
Ca. 2 mm senkrecht.
Indikation:
Kopfschmerzen, Gesichtsneuralgie, Zahnschmerzen, Halsentzündungen (Tonsillitis, Pharyngitis, Heiserkeit, Laryngitis), tendinomuskuläre Beschwerden im Verlauf der Dickdarm-Leitbahn.

Di 2 Erjian
Sedierungspunkt
Lage:
Distal und radial vom Grundgelenk des Zeigefingers in einer Knochendelle.
Akupunktur:
Ca. 0,5 cm schräg.
Indikation:
Reizkolon, Hauterkrankungen

Di 3 Sanjian
Lage:
Proximal und radial vom Grundgelenk des Zeigefingers.
Akupunktur:
Ca. 0,5 cm senkrecht.
Indikation:
Reizkolon, Darmspasmen, Hauterkrankungen.

Di 4 Hegu
Quell(Yuan)-Punkt
Lage:
Handrücken, im Winkel zwischen Os metacarpale I und II in der Mitte der Mulde, die sich bei gespreiztem Daumen und Zeigefinger bildet,
oder: bei angelegtem Daumen an den Zeigefinger auf der höchsten Erhebung des M. adductor pollicis.
Akupunktur:
1–1,5 cm senkrecht.
Indikation:
Punkt mit breiter Wirkbeziehung, z. B. Nasennebenhöhlen, Fieber, Erkältungskrankheiten, Darmerkrankungen, Immunschwäche, Abwehrschwäche, Hauterkrankungen.
Fernpunkt bei Kopfschmerz, Schulterschmerz, allgemeiner Schmerzpunkt.

Di 5 Yangxi
Lage:
In der Mitte der Tabatière, die von den Sehnen des M. extensor pollicis longus und M. extensor pollicis brevis gebildet wird. Beim Aufsuchen des Punktes: Streckung des Daumens.
Akupunktur:
Ca. 0,5 cm senkrecht.
Indikation:
Schreibkrampf, Kraftlosigkeit des Handgelenks, Schmerzen bei Arthritis/Arthrose des Handgelenks.

Dickdarm-Leitbahn

Di 6 Pianli
Passage(Luo)-Punkt
Lage:
4 Querfinger (3 Cun) proximal Di 5 (auf der Verbindungslinie Di 5–Di 11).
Akupunktur:
0,5–1,5 cm senkrecht oder schräg.
Indikation:
Paresen der oberen Extremität, spastische Dickdarmstörungen.

Di 7 Wenliu
Spalt(Xi)-Punkt
Lage:
1 Daumenbreite (1 Cun) distal der Mitte auf der Verbindungslinie Di 5 – Di 11 (zwischen dem M. brachioradialis und dem M. extensor carpi radialis longus).
Akupunktur:
Ca. 1 cm senkrecht.
Indikation:
Vorwiegend bei akuten Störungen der Di-Funktion (insbesondere, wenn der Punkt druckempfindlich ist), bei akuter Symptomatik im lateralen Ellenbogen, wenn lokale Nadelung nicht indiziert ist.

Di 8 Xialian
Lage:
5 Querfinger (3,5 Cun) distal Di 11.
Akupunktur:
Ca. 1 cm senkrecht.
Indikation:
Lokale Beschwerden im Leitbahnverlauf, u. a. Paresen, Parästhesien.

Di 9 Shanglian
Lage:
4 Querfinger (3 Cun) distal Di 11.
Akupunktur:
0,5–1 cm senkrecht.
Indikation:
Epicondylitis radialis, Durchblutungsstörungen der oberen Extremität.

Di 10 Shousanli
Lage:
3 Querfinger (2 Cun) distal Di 11.
Akupunktur:
Ca. 2 cm senkrecht.
Indikation:
Epicondylitis radialis, Durchblutungsstörungen der oberen Extremität.

Di 11 Quchi
Tonisierungspunkt
Lage:
Bei maximal gebeugtem Unterarm am lateralen Ende der Ellenbogenbeugefalte.
Akupunktur:
2–3 cm senkrecht, bei leicht gebeugtem Unterarm, in Richtung He 3.
Indikation:
Immunstimulierende Wirkung, Allergien, Hauterkrankungen. Paresen der oberen Extremität, fieberhafte Erkrankungen.

Di 14 Binao
Lage:
Am Ansatz des M. deltoideus.
Akupunktur:
Ca. 0,5 cm senkrecht.
Indikation:
Schulter-Arm-Syndrom.

Di 15 Jianyu

Lage:
In einer Muskelvertiefung distal vom Akromioklavikulargelenk werden bei Abduktion des Armes bis zur Schulterhöhe zwei kleine „Grübchen" sichtbar:
Das ventral vom Tuberculum majus gelegene Grübchen entspricht Di 15; das dorsal vom Tuberculum majus gelegene Grübchen entspricht 3E 14.
Akupunktur:
0,5 cm schräg.
Indikation:
Schulter-Arm-Syndrom.
Bei der Punktwahl Druckempfindlichkeit von Di 15 oder 3E 14 beachten!

Di 16 Jugu
Lage:
In einer Vertiefung zwischen Akromion und Spina scapulae.
Akupunktur:
Ca. 0,5 cm senkrecht.
Indikation:
Schulter-Arm-Syndrom.

Di 17 Tianding
Lage:
Am Hinterrand des M. sternocleidomastoideus.
Höhe: 1 Daumenbreite (1 Cun) distal vom oberen Rand des Kehlkopfknorpels.
Akupunktur:
Ca. 0,5 cm senkrecht.
Indikation:
Laryngo-Pharyngitis.

Di 18 Futu
Lage:
Auf dem M. sternocleidomastoideus.
Höhe: oberer Rand des Kehlkopfknorpels.
Akupunktur:
Ca. 0,5 cm schräg.
Indikation:
Schiefhals, Kopfschmerz
(wenn Di 18 drucksensibel ist).

Di 19 Kouheliao
Lage:
$1/2$ Daumenbreite (0,5 Cun) lateral LG 26; in der horizontalen Linie zwischen mittlerem und oberem Drittel der Oberlippe, unterhalb der Nasenflügel.
Akupunktur:
2–3 cm schräg.
Indikation:
Wie Di 20.

Di 20 Yingxiang
Lage:
Zwischen Nasenflügel und Nasolabialfalte.
Die Leitbahn endet auf der Gegenseite.
Akupunktur:
Ca. 0,5 cm schräg nach oben.
Indikation:
Erkrankungen der Nasennebenhöhlen, periphere Fazialisparese.
Hauterkrankungen des Gesichts, Gesichtsneuralgien, Zahnschmerzen im Oberkiefer.

Magen-Leitbahn

Fuß – Yang Ming

Abk.: Ma
chin.: *Magen = Wei*

☯ **Yang**

Die strahlende (Ming) Yang-Leitbahn des Fußes (Abb. **21**)

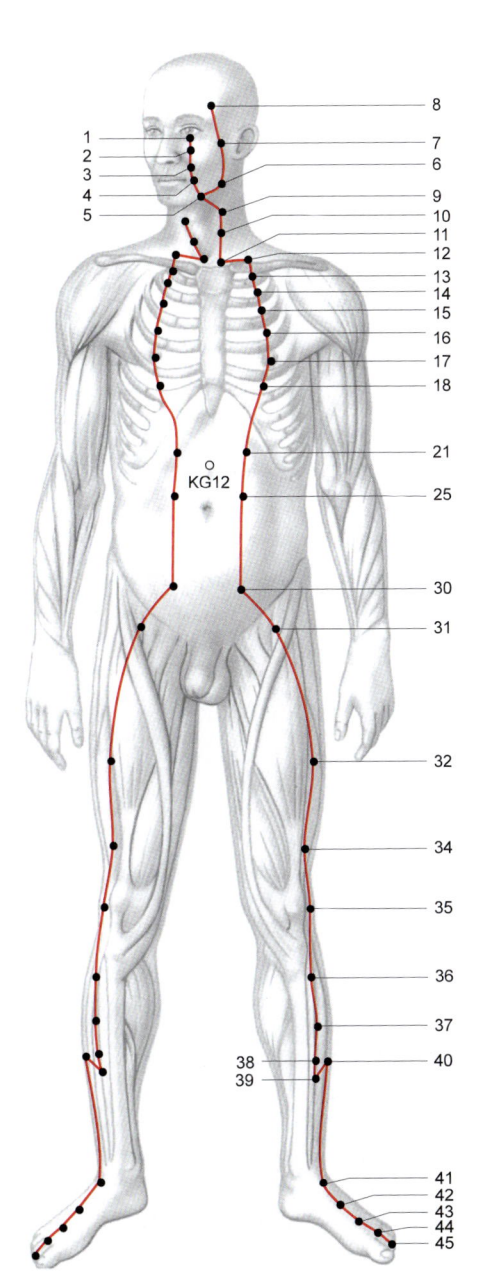

Abb. 21 Magen-Leitbahn (Gesamtansicht), Fuß – Yang Ming (s. auch Abb. **22** und **23**).

Leitbahnen und Punkte

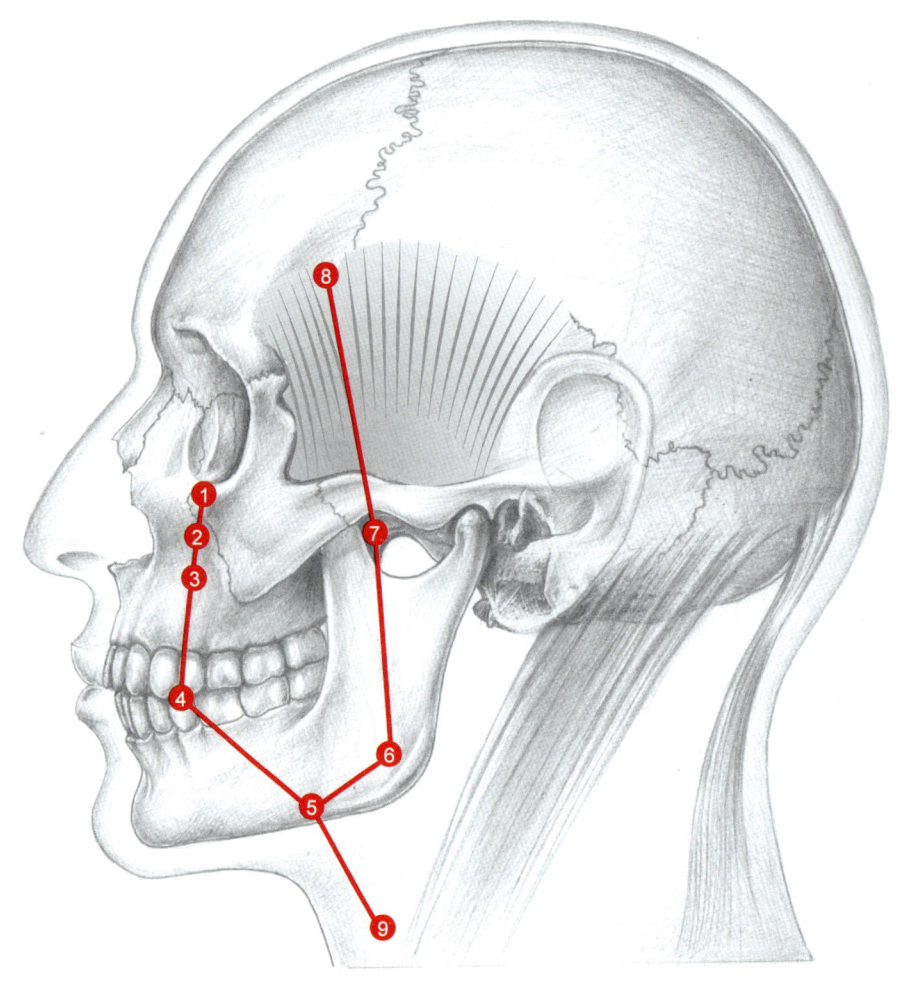

Abb. 22 Magen-Leitbahn (Kopfbereich).

Die Magen-Leitbahn und die Milz-Pankreas-Leitbahn bilden ein Leitbahnpaar des Fußes.

Leitbahnpaar des Fußes	
Milz/Pankreas-Leitbahn	= Fuß – Tai Yin
Magen-Leitbahn	= Fuß – Yang Ming

Verlauf

Der **äußere Verlauf** beginnt mit dem Punkt Ma 1 am unteren Orbitalrand, zieht zum Unterkiefer (Ma 5), verzweigt sich und verläuft einerseits über den Kieferwinkel (Ma 6, Abb. 22) zur Schläfengrube (Ma 8), andererseits zum Hals, Thorax, Abdomen, zur Leistenbeuge, weiter über Ober- und Unterschenkel sowie Fußrücken zum Endpunkt am lateralen Nagelfalzwinkel der zweiten Zehe (Ma 45, Abb. 23). Die Nummerierung der Magenpunkte im Kopfbereich entspricht der Darstellung auf chinesischen Tafeln.

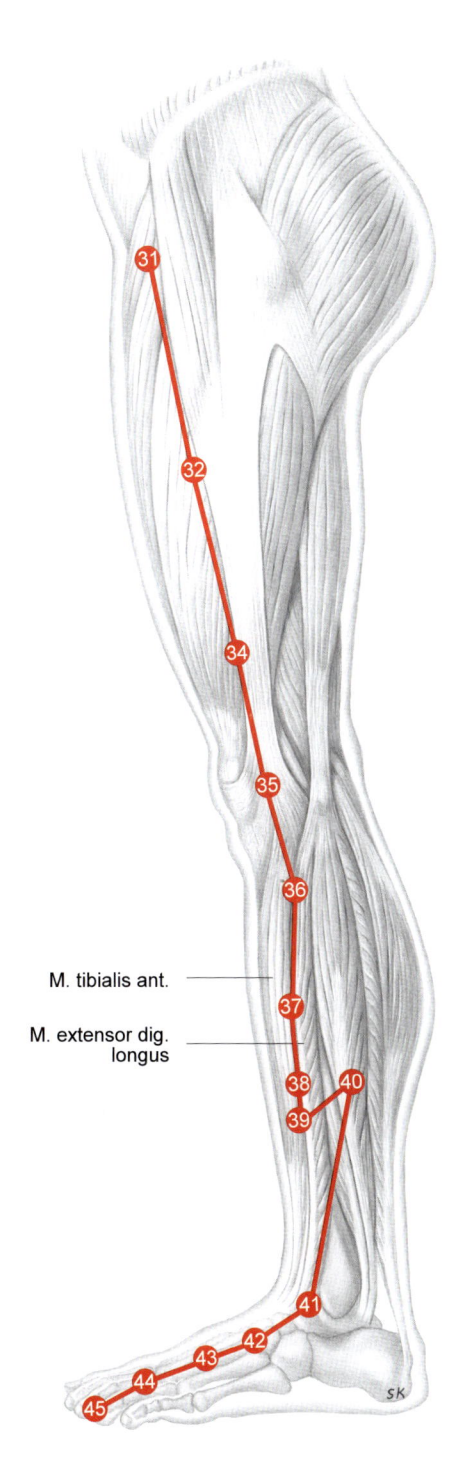

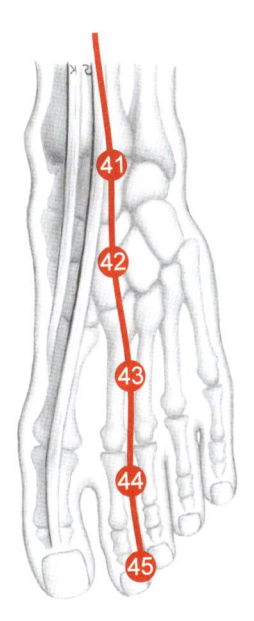

Magen-Leitbahn

M. tibialis ant.
M. extensor dig. longus

Charakteristische Steuerungspunkte der Magen-Leitbahn (Abb. 23)

- ㉞ Spalt(Xi)-Punkt
- ㊵ Passage(Luo)-Punkt
- ㊶ Tonisierungspunkt
- ㊷ Quell(Yuan)-Punkt
- ㊺ Sedierungspunkt

Ma 36 Unterer Einflussreicher (He)-Punkt

Bl 21 Zustimmungs(Shu)-Punkt,
KG 12 Alarm(Mu)-Punkt liegen nicht auf der Magen-Leitbahn

Abb. 23 Magen-Leitbahn, Fuß – Yang Ming.

Leitbahnen und Punkte

Klinische Anwendung, Funktionsbeziehungen

→ Magen-Darm-Erkrankungen (Reizmagen, Ulcus duodeni/ventriculi, Reizkolon, Obstipation u. a.).
→ Störungen der Verdauungsfunktion (der Magen dient der Nahrungsaufnahme und der Bildung der Nahrungsenergie im mittleren 3-Erwärmer).
→ Erkrankungen im Leitbahnverlauf (z. B. Gesichtsneuralgie, Kopfschmerzen, Fazialisparese, tendinomuskuläre Beschwerden, Tracheitis, Pharyngitis, Rekurrensparese, Interkostalneuralgie u. a.).
→ Psychosomatische Störungen: sedierende und stabilisierende Wirkung auf das vegetative Nervensystem (Ma 36!) (s. Abb. 25).

Ma 1 Chengqi
Lage:
Am unteren Rand der Orbita in einem Grübchen, senkrecht unterhalb der Pupillenmitte.
Akupunktur:
Nur durch geübte Akupunkteure! Stichtiefe ca. 2 cm senkrecht, entlang des unteren Orbitalbogens, wobei der Bulbus nach oben gedrückt wird.
Indikation:
Erkrankungen der Augen (Indikationsstellung nur bei ausreichender Kompetenz in der Augenheilkunde).

Ma 2 Sibai
Lage:
Entspricht dem Foramen infraorbitale.
Akupunktur:
Ca. 0,5 cm senkrecht.
Indikation:
Fazialisparese, Trigeminusneuralgie, Kopfschmerzen, Zahnschmerzen, Sinustis, Lidödeme.

Ma 3 Juliao
Lage:
Senkrecht unterhalb der Pupillenmitte, in Höhe des unteren Nasenflügelrandes.
Akupunktur:
Ca. 0,5 cm senkrecht.
Indikation:
Wie Ma 2.

Ma 4 Dicang
Lage:
Senkrecht unterhalb der Pupillenmitte, in Höhe des Mundwinkels.
Akupunktur:
Ca. 0,5 cm senkrecht oder schräg (durchstechen bis zum Kieferwinkel = Ma 6).
Indikation:
Fazialisparese, Trigeminusneuralgie, Zahnschmerzen.

Ma 5 Daying
Lage:
Am Unterkiefer, in einer Vertiefung, die dem Vorderrand des M. masseter entspricht.
Akupunktur:
Ca. 0,5 cm senkrecht.
Indikation:
Fazialisparese, Trigeminusneuralgie, Kopfschmerzen, Zahnschmerzen, Sinusitis, Lidödeme.

Ma 6 Jiache
Lage:
Bei kräftigem Zahnbiss entspricht der Ma 6 der höchsten Erhebung des M. masseter am Unterkieferwinkel.
Akupunktur:
Ca. 0,5 cm senkrecht, bei entspanntem M. masseter.
Indikation:
Schmerzen des Kiefergelenks, Zahnschmerzen, Fazialisparese, Trigeminusneuralgie, Kiefersperre.

Ma 7 Xiaguan
Lage:
In einer Vertiefung am Unterrand des Jochbeinbogens, die beim Öffnen des Mundes entsteht.
Akupunktur:
Ca. 0,5 cm senkrecht.
Indikation:
Schmerzen des Kiefergelenks, Zahnschmerzen, Fazialisparese, Trigeminusneuralgie, Ohrgeräusche.

Ma 8 Touwei
Lage:
Am oberen Rand der Schläfengrube, 4 Querfinger (3 Cun) oberhalb des Orbital-Jochbeinwinkels in einer Vertiefung. Ma 8 entspricht dem obersten Rand des M. temporalis, der beim Öffnen und Schließen des Mundes zu tasten ist.
Akupunktur:
0,5–1 cm schräg.
Indikation:
Scheitelkopfschmerz, Migräne, Augenschmerzen, Lidspasmen.

Ma 9 Renying
Lage:
Am Vorderrand des M. sternocleidomastoideus, in Höhe des oberen Schildknorpels.
Akupunktur:
Ca. 0,5 cm schräg (Cave: A. carotis).
Indikation:
Laryngitis, Tracheitis, Rekurrensparese.

Ma 10 Shuitu
Lage:
Am Vorderrand des M. sternocleidomastoideus. Höhe: Mitte des Schildknorpels.
Akupunktur:
Ca. 0,5 cm schräg.
Indikation:
Wie Ma 9.

M 17 Ruzhong
Lage:
Entspricht der Brustwarze im 4. ICR.
Akupunktur:
Keine
Indikation:
Verbotener Punkt für Akupunktur und Moxibustion!
Punkt dient nur der topographischen Orientierung im Leitbahnverlauf.

Ma 11 Qishe
Lage:
Auf dem oberen Rand des Schlüsselbeines, zwischen dem sternalen und klavikulären Ansatz des M. sternocleidomastoideus.
Akupunktur:
0,5 cm schräg.
Indikation:
Tortikollis, Laryngitis, Tracheitis, Asthma bronchiale

Ma 18 Rugen
Lage:
Im 5. ICR, unterhalb der Brustwarze; Kreuzungspunkt mit Le 14.
Akupunktur:
Ca. 1 cm schräg.
Indikation:
Milchmangel post partum; Mastitis, Brustschmerz.

Ma 12 Quepen
Lage:
Lateral vom Ansatz des M. sternocleidomastoideus, am Oberrand der Klavikula (Fossa supraclavicularis).
Akupunktur:
Ca. 0,5 cm schräg (Cave: Pneumothorax!)
Indikation:
Alle funktionellen Magenerkrankungen, Reizmagen, Magenulzera, Sodbrennen, Ulcus duodeni/ventriculi, Halsschmerzen, Asthma bronchiale, Thoraxschmerz.

Ma 21 Liangmen
Lage:
2 Daumenbreiten (2 Cun) lateral KG 12 (KG 12 liegt auf der Mitte der Strecke Nabel – Xiphoidspitze).
Akupunktur:
1–1,5 cm senkrecht.
Indikation:
Reizmagen, Ulcus duodeni/ventriculi, Erbrechen, Brechreiz ohne objektivierbaren Befund.

Hinweis: Die Punkte Ma 13–16, 19, 20, 22–24, 26–29, 33 werden nicht dargestellt, da sie nur geringe therapeutische Bedeutung haben.

Magen-Leitbahn

Ma 25 Tianshu
Alarm(Mu)-Punkt der Dickdarm-Leitbahn

Lage:
2 Daumenbreiten (2 Cun) lateral vom Nabel.
Akupunktur:
1,5–2 cm schräg.
Indikation:
Obstipation, Gastroenteritis, abdominelle Beschwerden ohne objektivierbaren Befund, Colon irritabile.
Wirkbeziehung von Ma 25 über den ventralen Ast des Spinalnervs.

Ma 30 Qichong
Lage:
Am Oberrand der Symphyse, 2 Daumenbreiten (2 Cun) lateral der Medianlinie, in Höhe von KG 2.
Akupunktur:
1–1,5 cm senkrecht.
Indikation:
Gynäkologische und urogenitale Erkrankungen, Sexualpunkt.

Ma 31 Biguan
Lage:
Unterhalb der Symphyse, am Schnittpunkt M. sartorius und M. iliopsoas (Scarpa-Dreieck).
Akupunktur:
Ca. 1 cm senkrecht (Cave: Gefäße).
Indikation:
Überwiegend bei akuten Störungen der unteren Extremität (Parästhesien, Adduktorensyndrom, Durchblutungsstörungen u. a.).

---
[1] PaM = Punkt außerhalb der Meridiane (Leitbahnen)

Ma 32 Futu
Lage:
2 Handbreiten (6 Cun) oberhalb des Oberrandes der Patella, zwischen M. rectus femoris und M. vastus lateralis.
Akupunktur:
Ca. 3 cm senkrecht oder schräg.
Indikation:
Kniegelenkserkrankungen, Myalgie, Paresen der unteren Extremität.

Ma 34 Liangqui
Spalt(Xi)-Punkt

Lage:
2 Daumenbreiten (2 Cun) proximal des oberen und lateralen Randes der Patella.
Akupunktur:
Ca. 2 cm schräg.
Indikation:
Kniegelenksbeschwerden, Schwäche und Unsicherheit in den Beinen, bei akuter Magenerkrankung sowie bei Störung im Leitbahnverlauf.

Ma 35 Dubi „äußeres Knieauge"
Lage:
Am lateralen Rand des Lig. patellae, in einer deutlich tastbaren Delle. Ma 35 entspricht dem „äußeren Knieauge".
Akupunktur:
Ca. 2 cm schräg (dorsal unterhalb des Lig. patellae).
Indikation:
Kniegelenkserkrankungen, Kniearthrose, Chondropathia patellae.
Das „innere Knieauge" entspricht dem PaM[1] 145 am medialen Rand des Lig. patellae.
Cave: Bei der Akupunktur über die „Knieaugen" ist eine optimale Asepsis erforderlich!

Ma 36 Zusanli
Unterer Einflussreicher
(He)-Punkt des Magens

Lage:
4 Querfinger (3 Cun) distal Ma 35 zwischen dem M. tibialis anterior und M. extensor digitorum longus. Punktsuche bei leicht gebeugtem Knie.

Akupunktur:
2–3 cm senkrecht.

Indikation:
Punkt mit breitem Wirkungsspektrum. Neurovegetative Stabilisierung, Stimulierung bei Schwäche-Krankheiten, Durchblutungsstörung der unteren Extremität.
He-Punkt mit unmittelbarer Wirkung auf die Magenfunktion, Einfluss auf die Sekretion der Magensäure (Hyper/Hypo) im Sinne des Ausgleichs. Beseitigt aufsteigendes, d. h. „gegenläufiges" Magen-Qi (z. B. Brechreiz).
Fernpunkt bei allen abdominellen Erkrankungen.

Appendixpunkt

Lage:
2 Cun unterhalb Ma 36.
Diagnostik: druckschmerzhafter Punkt bei akuter Appendizitis.
Keine Akupunktur, sondern Überweisung zum Chirurgen!

Ma 37 Shangjuxu
Unterer Einflussreicher
(He)-Punkt des Dickdarms

Lage:
4 Querfinger (3 Cun) distal M 36 zwischen M. tibialis anterior und M. extensor digitorum longus.

Akupunktur:
Ca. 2 cm senkrecht.

Indikation:
Wirksamer Fernpunkt bei Erkrankungen des Dickdarms, z. B. Obstipation, Reizkolon.

Ma 38 Tiaokou

Lage:
Mitte der Strecke Ma 35–Ma 41.

Akupunktur:
Ca. 4 cm senkrecht.

Indikation:
Wirksamer Fernpunkt bei Periarthritis humeroscapularis, „Schulterpunkt".

Ma 39 Xiajuxu
Unterer Einflussreicher
(He)-Punkt des Dünndarms

Lage:
1 Daumenbreite (1 Cun) distal Ma 38.

Akupunktur:
Ca. 4 cm senkrecht.

Indikation:
Paresen der unteren Extremität. Wirksamer Fernpunkt bei Dünndarmerkrankungen, z. B. akute oder chronisch-rezidivierende Enteritis.

Ma 40 Fenglong
Passage(Luo)-Punkt
Lage:
Höhe wie Ma 38, jedoch 3 Querfinger (2,5 Cun) lateral der Tibiakante.
Akupunktur:
Ca. 2 cm senkrecht.
Indikation:
Wirksamer Fernpunkt bei Erkrankungen des Dickdarms, z. B. Obstipation, Reizkolon, zur „Schleimlösung".

Ma 41 Jiexi
Tonisierungspunkt
Lage:
Am distalen Tibiarand, in der Querfalte des vorderen Sprunggelenks, zwischen den Sehnen des M. extensor hallucis longus und M. extensor digitorum longus.
Akupunktur:
Ca. 0,5 cm senkrecht (Cave: A. dorsalis pedis).
Indikation:
Lokale Wirkung bei Schmerzen im Fußgelenk, „Magenschwäche".

Ma 42 Chongyang
Quell(Yuan)-Punkt
Lage:
Über der Gelenkverbindung von Os naviculare und Os cuneiforme II und III (Verlauf der A. dorsalis pedis).
Akupunktur:
Ca. 0,5 cm senkrecht.
Indikation:
Spasmen, lokale Beschwerden, Paresen der unteren Extremität, Schmerzen im Fußrücken und Sprunggelenk.

Ma 43 Xiangu
Lage:
Zwischen dem Os metatarsale II. und III:
Akupunktur:
Ca. 0,1 cm senkrecht.
Indikation:
Lokale Wirkung, abdominelle Beschwerden.

Ma 44 Neiting
Lage:
In der Schwimmhaut zwischen dem Grundgelenk der 2. und 3. Zehe.
Akupunktur:
Ca. 0,5 cm senkrecht.
Indikation:
Magenschmerzen, Fernpunkt für den Gesichtsbereich, z. B. Gesichtsneuralgie.

Ma 45 Lidui
Sedierungspunkt
Lage:
Am äußeren Nagelfalzwinkel der 2. Zehe.
Akupunktur:
Ca. 2 mm senkrecht.
Indikation:
Tendinomuskuläre Beschwerden im Bereich der Magen-Leitbahn, akuter chronischer Reizmagen, Ulcus duodeni/ventriculi. Fernpunkt bei Gesichtsneuralgie, Zahnschmerzen u. a.

Milz/Pankreas-Leitbahn

Fuß – Tai Ying
Abk.: MP
chin.: *Milz* = Pi
☯ **Yin**
Die sehr große (Tai) Yin-Leitbahn des Fußes (Abb. **24**)

Die Zuordnung des Pankreas zur Milz wird erst in der europäischen Literatur erwähnt.
 Die Milz/Pankreas-Leitbahn und die Magen-Leitbahn bilden ein Leitbahnpaar des Fußes.
 Milz/Pankreas als Stoffwechselorgan bildet mit Hilfe der Magenfunktion die Nahrungsenergie und in Verbindung mit der Atmung die Grundenergie.

Leitbahnpaar des Fußes	
Milz/Pankreas-Leitbahn	= Fuß – Tai Yin
Magen-Leitbahn	= Fuß – Yang Ming

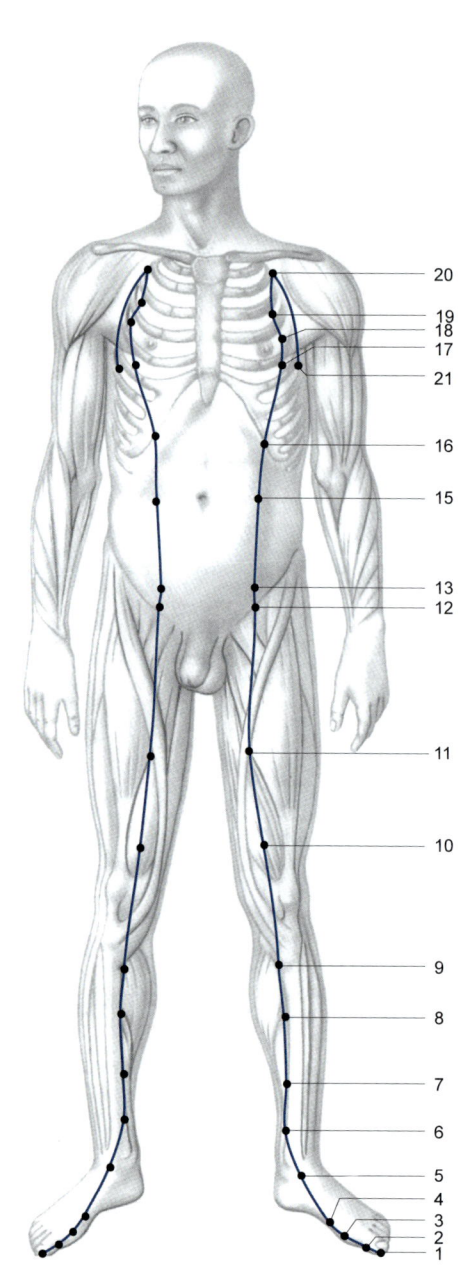

Abb. 24 Milz/Pankreas-Leitbahn (Gesamtansicht), Fuß – Tai Yin.

Milz/Pankreas-Leitbahn

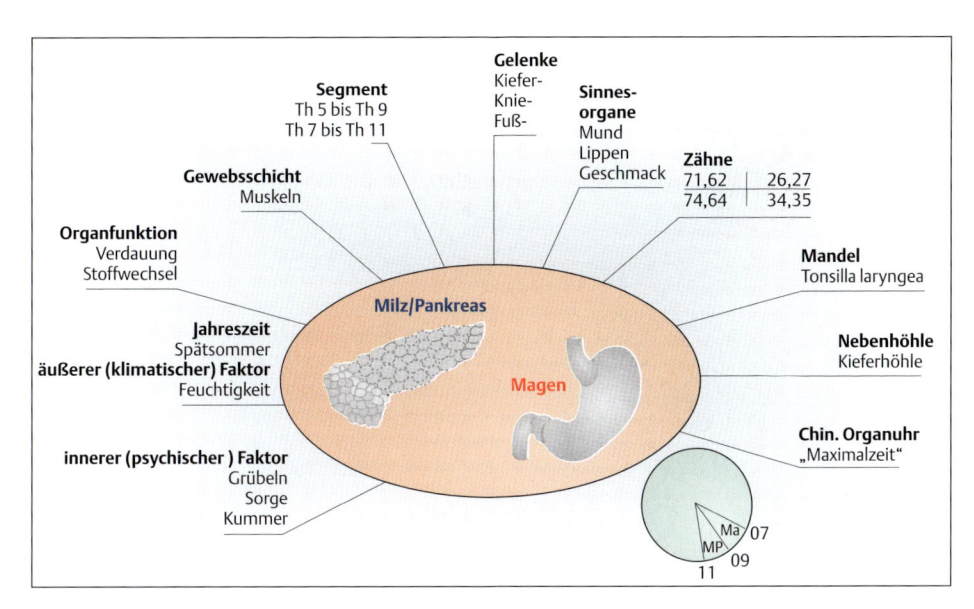

Abb. 25 Funktionsbeziehungen des Leitbahnpaares Milz/Pankreas (Pi)-Magen (Wei) zum Gesamtorganismus und zur Umwelt (modif. n. König u. Wancura, Voll, Kramer, Gleditsch).

Diagramm-Beschriftungen:
- **Segment**: Th 5 bis Th 9, Th 7 bis Th 11
- **Gelenke**: Kiefer-, Knie-, Fuß-
- **Sinnesorgane**: Mund, Lippen, Geschmack
- **Zähne**: 71,62 | 26,27 ; 74,64 | 34,35
- **Gewebsschicht**: Muskeln
- **Organfunktion**: Verdauung, Stoffwechsel
- **Jahreszeit**: Spätsommer
- **äußerer (klimatischer) Faktor**: Feuchtigkeit
- **innerer (psychischer) Faktor**: Grübeln, Sorge, Kummer
- **Milz/Pankreas**, **Magen**
- **Mandel**: Tonsilla laryngea
- **Nebenhöhle**: Kieferhöhle
- **Chin. Organuhr** „Maximalzeit": Ma 07, MP 09, 11

Verlauf

Der **äußere Verlauf der Leitbahn** beginnt am medialen Nagelfalzwinkel der Großzehe, verläuft am medialen Fußrand, medialen Unter- und Oberschenkel, Abdomen und endet mit MP 21 im 6. Interkostalraum.

Klinische Anwendung, Funktionsbeziehungen

→ Verdauungsstörungen.
→ Bei Schwäche von Qi und Yang von Milz/Pankreas kommt es vorwiegend zu gynäkologischen Blutungen (Menstruationsblutungen). Das Qi von Milz/Pankreas hat die Aufgabe, „das Blut in den Gefäßen zu halten", d. h. die Gefäße mit Energie zu versorgen.
→ Schwäche des Bindegewebes.
→ Milz/Pankreas weist einen Bezug zur Feuchtigkeit auf. Symptome sind Müdigkeit, Kraftlosigkeit und Schwere der Gliedmaßen, taubes Gefühl (wie angeschwollen), Beschwerden bleiben am gleichen Ort.
→ In Analogie zu dem äußeren Krankheitsfaktor „Feuchtigkeit" (= Schwere) ist im übertragenen Sinne die geistige Schwerfälligkeit (Konzentrationsschwäche – insbesondere bei Schulkindern –, geistige Trägheit, rasche Erschöpfung, Müdigkeit) dem Funktionskreis Milz/Pankreas zugeordnet.
→ Psychosomatische Entsprechungen wie übertriebenes Grübeln und Nachdenken, schwere Sorgen, Kummer, Depression werden über Punkte der Milz/Pankreas-Leitbahn behandelt (Abb. 25).

Leitbahnen und Punkte

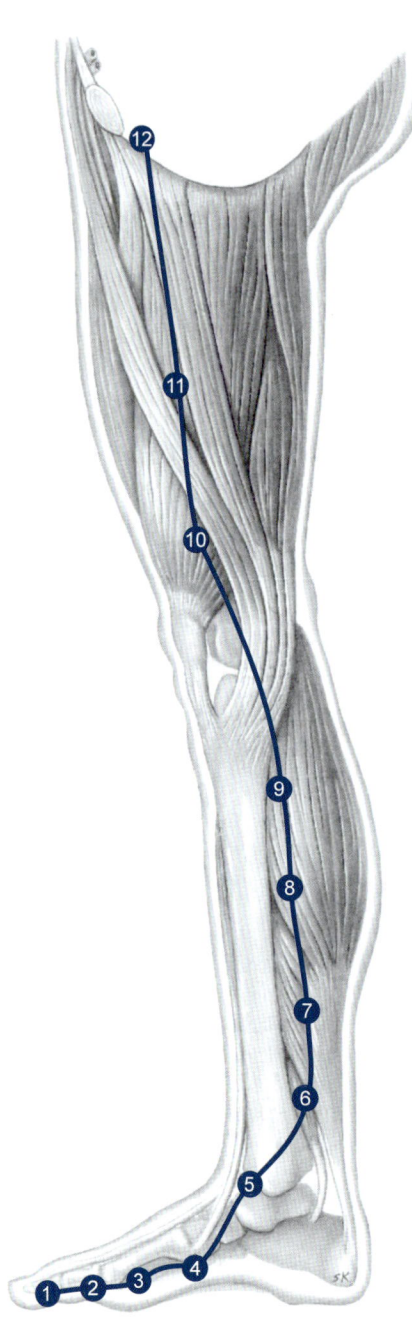

Abb. 26 Milz/Pankreas-Leitbahn, Fuß – Tai Yin.

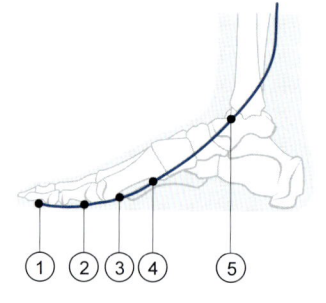

Charakteristische Steuerungspunkte der Milz/Pankreas-Leitbahn (Abb. 26)

⑧ Spalt(Xi)-Punkt

⑤ Sedierungspunkt

④ Passage(Luo)-Punkt
   Schlüsselpunkt des Chong Mai

③ Quell(Yuan)-Punkt[1]

② Tonisierungspunkt

Bl 20 Zustimmungs(Shu)-Punkt,
Le 13 Alarm(Mu)-Punkt
liegen nicht auf der Milz/Pankreas-Leitbahn

[1] häufig ersetzt durch MP 6

Milz/Pankreas-Leitbahn

MP 1 Yinbai
Lage:
Am medialen Nagelfalzwinkel der Großzehe.
Akupunktur:
Ca. 2 mm senkrecht.
Indikation:
Angstträume, Schlafstörungen, psychische Störungen (Sorgen, Kummer), Menstruationsstörungen, Meteorismus. Tendinomuskuläre Beschwerden im Bereich der MP-Leitbahn, Schweregefühl in den Beinen.

MP 2 Dadu
Tonisierungspunkt
Lage:
Medial und distal vom Grundgelenk der Großzehe in einer Knochendelle.
Akupunktur:
Ca. 5 mm senkrecht.
Indikation:
Abdominelle Spasmen, Durchblutungsstörungen der unteren Extremität, Lernschwäche bei Kindern, Konzentrationsmangel, Erschöpfung.

MP 3 Taibai
Quell(Yuan)-Punkt
Lage:
Medial und proximal vom Grundgelenk der Großzehe in einer Knochendelle.
Akupunktur:
Ca. 5 mm senkrecht.
Indikation:
Abdominelle Spasmen, Paresen der unteren Extremität, Übelkeit, Erbrechen ohne objektivierbaren Befund, Verdauungsstörungen.

MP 4 Gongsun
Passage(Luo)-Punkt
Schlüsselpunkt des Chong Mai
Lage:
Am Innenrand des Fußes, zwischen der Basis des Os metatarsale I und Os cuneiforme I in einer Knochendelle.
Akupunktur:
Ca. 1 cm senkrecht.
Indikation:
Gynäkologische Erkrankungen (Dysmenorrhö, Amenorrhö, Fluor albus), urologische Erkrankungen (Urethritis, Prostatitis, Impotenz), Abdomen (Meteorismus, Appetitmangel, Spasmen), immunologische Erkrankungen, Steigerung der Muskelkraft.

MP 5 Shangqui
Sedierungspunkt
Lage:
Am vorderen und distalen Rand des Malleolus medialis, in einer Vertiefung unterhalb der Sehne des M. tibialis anterior.
Akupunktur:
Ca. 0,5 cm senkrecht.
Indikation:
Durchblutungsstörungen, Diarrhö.

MP 6 Sanyinjiao
Kreuzungspunkt MP 6, Ni 8, Le 5

Lage:
Am dorsalen Rand der Tibia, 4 Querfinger (3 Cun) oberhalb der Spitze (stärkste seitliche Vorwölbung) des Malleolus medialis.

Akupunktur:
2 – 3 cm senkrecht.

Indikation:
Bedeutender Punkt mit starker Yin-Wirkung. Blutungsregulierende Wirkung bei Störungen der Menstruation, Hämorrhoidalleiden, Einschlafstörungen, gastrointestinale Erkrankungen (Diarrhö, Völlegefühl u. a.), Allergien, immunologische Störungen, Hauterkrankungen, Steigerung der Muskelkraft.

MP 7 Lougu

Lage:
4 Querfinger (3 Cun) proximal MP 6.

Akupunktur:
0,5 – 1 cm senkrecht.

Indikation:
Paresen der unteren Extremität, Durchblutungsstörungen der Beine.

MP 8 Diji
Spalt(Xi)-Punkt

Lage:
Am dorsalen Rand der Tibia, 4 Querfinger (3 Cun) distal MP 9.

Akupunktur:
Ca. 1 cm senkrecht.

Indikation:
Vorwiegend bei akuten Störungen der MP-Funktion, abdominelle Beschwerden, Dysmenorrhö,
mediale Kniegelenksbeschwerden.

MP 9 Yinlingquan

Lage:
Am Übergang des Condylus medialis zum dorsomedialen Tibiarand (MP 9 liegt in gleicher Höhe wie Gb 34).

Akupunktur:
Ca. 2 cm in Richtung Gb 34.

Indikation:
Menstruationsstörungen, mediale Kniegelenksbeschwerden (Leitbahnverlauf); bei Feuchtigkeitssymptomatik: z. B. Enuresis, Schwellungen der unteren Extremität, (Ödeme), Varicosis cruris. Fernpunkt bei ventralem Schulterschmerz.

MP 10 Xuehai

Lage:
2 Daumenbreiten (2 Cun) proximal des medialen Oberrandes der Patella.
Oder: Der Akupunkteur legt seine linke Hohlhand auf die rechte Patella des Patienten (bzw. die rechte Hohlhand auf die linke Patella); die Daumenspitze entspricht Punkt MP 10 auf dem M. vastus medialis.

Akupunktur:
Ca. 2 cm senkrecht.

Indikation:
Menstruationsstörungen, zu starke oder verzögerte Blutung, Allergie, Steigerung der körpereigenen Abwehr, Juckreiz.

MP 11 Jimen
Lage:
Proximal des medialen Oberrandes der Patella in einer Vertiefung zwischen M. sartorius und M. vastus medialis in Höhe der Mitte des Femurknochens.
Akupunktur:
Ca. 1 cm senkrecht (Cave: A. femoralis).
Indikation:
Gynäkologische und urogenitale Erkrankungen, Adduktorensyndrom.

MP 12 Chongmen
Lage:
Symphysenoberrand: 5 Querfinger (4 Cun) lateral der vorderen Mittellinie, in Höhe von KG 2.
Akupunktur:
Ca. 0,5 cm senkrecht.
Indikation:
Endometritis, Orchitis.

MP 13 Fushe
Lage:
5 Querfinger (4 Cun) lateral der ventralen Medianlinie, in Höhe von KG 3.
Akupunktur:
Ca. 0,5 cm senkrecht.
Indikation:
Leibschmerzen ohne objektivierbaren Befund.

MP 15 Daheng
Lage:
5 Querfinger (4 Cun) lateral vom Nabel in der Mammillarlinie.
Akupunktur:
Ca. 1 cm senkrecht.
Indikation:
Leibschmerzen ohne objektivierbaren Befund.

MP 16 Fuai
Verbindungspunkt
Lage:
4 Querfinger (3 Cun) lateral der ventralen Medianlinie und 3 Cun proximal MP 15.
Akupunktur:
Ca. 0,5 cm senkrecht oder schräg.
Indikation:
Leibschmerzen ohne objektivierbaren Befund.

MP 17 Shidou
Lage:
Im 5. ICR, 8 Querfinger (6 Cun) lateral der ventralen Medianlinie.
Akupunktur:
Ca. 0,5 cm schräg.
Indikation:
Seitlicher Brustschmerz, z. B. Interkostalneuralgie.

Hinweis: Der Punkt MP 14 wird nicht dargestellt, da er nur geringe therapeutische Bedeutung hat.

MP 18 Tianxi
Lage:
Im 4. ICR, 8 Querfinger (6 Cun) lateral der ventralen Medianlinie.
Akupunktur:
Ca. 0,5 cm schräg.
Indikation:
Seitlicher Thoraxschmerz, z. B. Interkostalneuralgie.

MP 19 Xiongxiang
Lage:
Im 3. ICR, 8 Querfinger (6 Cun) lateral der ventralen Medianlinie.
Akupunktur:
Ca. 0,5 cm schräg.
Indikation:
Lokale Indikation, z. B. Brustschmerz, Stenokardie.

MP 20 Zhourong
Lage:
Im 2. ICR, 8 Querfinger (6 Cun) lateral der ventralen Medianlinie (2 Querfinger distal Lu 1).
Akupunktur:
Ca. 0,5 cm schräg.
Indikation:
Lokale Indikation, z. B. Brustschmerz, Stenokardie.

MP 21 Dabao
Lage:
Unter der Achselhöhle, im 6. ICR, auf der mittleren Axillarlinie.
Akupunktur:
Ca. 1 cm schräg.
Indikation:
Thoraxschmerzen, Asthma bronchiale.

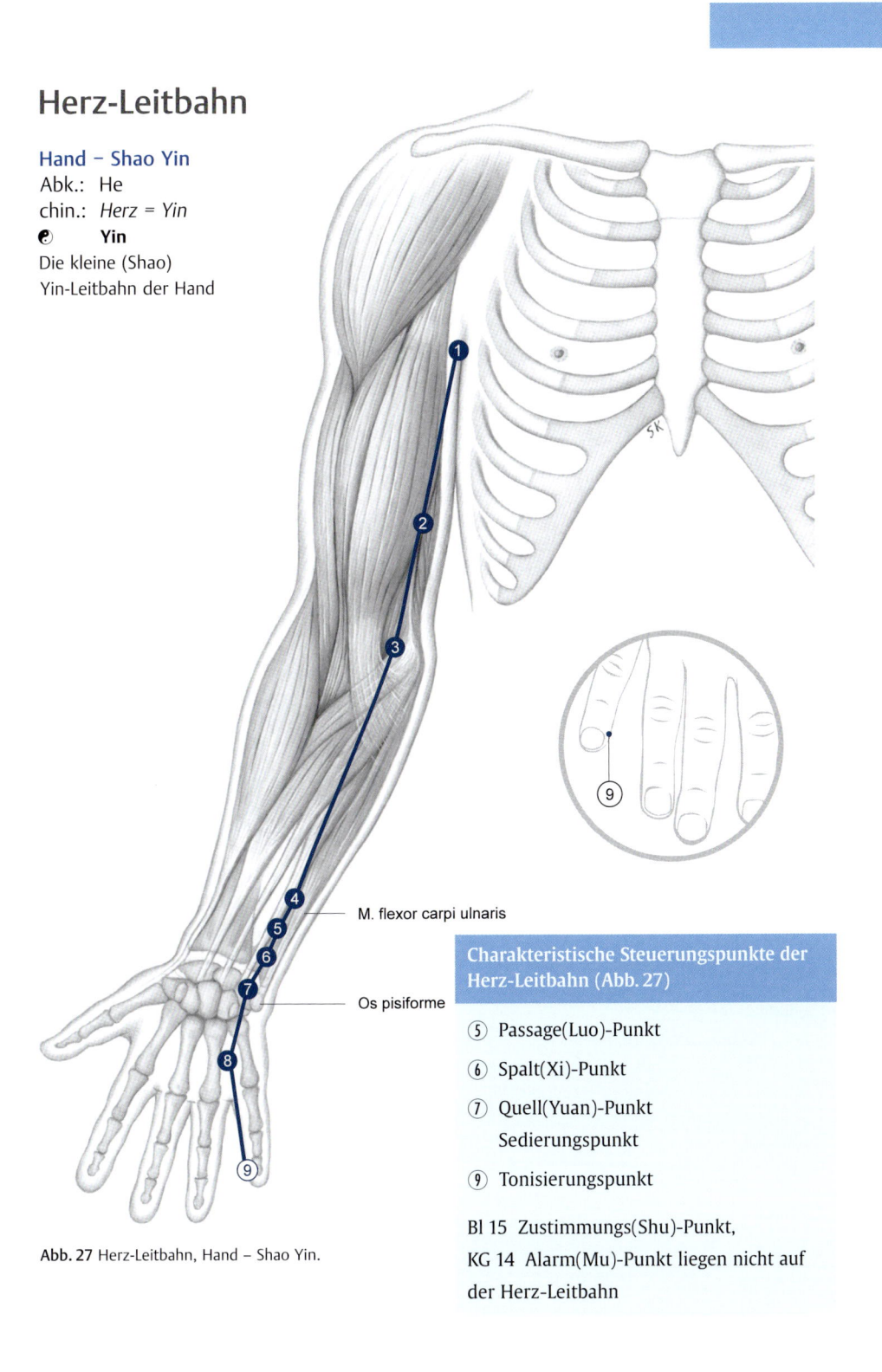

Herz-Leitbahn

Hand – Shao Yin
Abk.: He
chin.: *Herz = Yin*
☯ **Yin**
Die kleine (Shao)
Yin-Leitbahn der Hand

M. flexor carpi ulnaris

Os pisiforme

Charakteristische Steuerungspunkte der Herz-Leitbahn (Abb. 27)

⑤ Passage(Luo)-Punkt

⑥ Spalt(Xi)-Punkt

⑦ Quell(Yuan)-Punkt
   Sedierungspunkt

⑨ Tonisierungspunkt

Bl 15 Zustimmungs(Shu)-Punkt,
KG 14 Alarm(Mu)-Punkt liegen nicht auf der Herz-Leitbahn

Abb. 27 Herz-Leitbahn, Hand – Shao Yin.

Die Hauptleitbahnen des Herzens (Xin) und des Dünndarms (Xiao Chang) bilden ein Leitbahnpaar der Hand.

Leitbahnpaar der Hand	
Herz-Leitbahn	= Hand – Shao Yin
Dünndarm-Leitbahn	= Hand – Tai Yang

Verlauf

Der **äußere Verlauf** beginnt in der Achselfalte, verläuft medial vom M. biceps zum Ellenbogengelenk, erreicht die Ulnarseite des Handgelenks (Os pisiforme) und endet am radialen Nagelfalzwinkel des Kleinfingers. Die Verlaufsrichtung der Herz-Leitbahn erinnert an die Schmerzausstrahlung bei Angina pectoris.

Klinische Anwendung, Funktionsbeziehungen

→ Unruhe, Schlafstörungen, Übererregbarkeit (Examensangst), depressive Verstimmung, funktionelle Herzbeschwerden mit Herzangst, Rhythmusstörungen mit kardialen Missempfindungen, die keine antiarrhythmische Behandlung erfordern.
→ Psychosomatische Folgen von Stress, Hektik, Angst, übertriebener Sinnlichkeit, „Ausleben von Lust und Freude". Diese Ursachen „ziehen dem Herzen zu viel Energiepotenzial ab" und schaden ihm dadurch.
→ Erkrankungen im Leitbahnverlauf, z. B. Neuralgien, Parästhesien, Schmerzen in Schulter, Ellenbogen oder Handgelenk, tendinomuskuläre Beschwerden u. a. (s. Abb. 29).

He 1 Jiquan
Lage:
Mitte der Achselhöhle, ventral neben der A. axillaris.
Akupunktur:
1 –1,5 cm senkrecht (Cave: A. axillaris).
Indikation:
Schmerzen in der Herzgegend, Schulterschmerzen, Durchblutungsstörungen der Arme, lateraler Thoraxschmerz.

He 2 Qingling
Lage:
4 Querfinger (3 Cun) oberhalb der medialen Ellenbogenbeugefalte, am medialen Rand des M. biceps.
Akupuktur:
Ca. 0,5 cm senkrecht.
Indikation:
Wie He 1.

He 3 Shaohai
Lage:
Mitte zwischen Epicondylus medialis und dem Ende der medialen Ellenbogenbeugefalte.
Akupunktur:
Ca. 1 cm senkrecht.
Indikation:
Angina pectoris, depressive Verstimmungen mit kardialen Missempfindungen, Epicondylopathia medialis.

He 4 Lingdao
Lage:
2 Querfinger (1,5 Cun) proximal He 7, zwischen den Sehnen des M. flexor carpi ulnaris und M. flexor digitorum superficialis.
Akupunktur:
Ca. 0,5 cm senkrecht.
Indikation:
Unruhiger Schlaf, Angstzustände.

He 5 Tongli
Passage(Luo)-Punkt
Lage:
1 Daumenbreite (1 Cun) proximal He 7.
Akupunktur:
Ca. 0,5 cm senkrecht.
Indikation:
Psychische Symptome stehen im Vordergrund: nervöses Herzklopfen, Angstzustände, Unruhe, Arrhythmie, hyperkinetisches Herzsyndrom.

He 6 Yinxi
Spalt(Xi)-Punkt
Lage:
1/2 Daumenbreite (0,5 Cun) proximal He 7.
Akupunktur:
Ca. 0,5 cm senkrecht.
Indikation:
Vorwiegend bei akuten Störungen der Herzfunktion, Nachtschweiß, Herzklopfen, Angst, Beklemmung.

He 7 Shenmen
Quell(Yuan)-Punkt
Sedierungspunkt
Lage:
Unter der Sehne des M. flexor carpi ulnaris an der distalen Handgelenksfalte.
Akupunktur:
Ca. 0,5 cm senkrecht.
Indikation:
Tachyarrhythmie, Herzschmerzen, Herzangst, Angstzustände, psychosomatische Störungen, Schlafstörungen, nervöse Übererregbarkeit, z. B. Examensangst.

He 8 Shaofu
Lage:
Handinnenfläche zwischen dem Os metacarpale IV und V. Bei Faustschluss liegt der Punkt unter der Fingerkuppe des kleinen Fingers.
Akupunktur:
Ca. 0,5 cm senkrecht.
Indikation:
Beklemmungsgefühl und Schmerzen in der Brust, heiße Handflächen, Seufzen und Stöhnen.

He 9 Shaochong
Tonisierungspunkt
Lage:
Am radialen Nagelwinkel des Kleinfingers.
Akupunktur:
Ca. 0,2 cm senkrecht.
Indikation:
Stärkung der Herzfunktion, Herzrhythmusstörungen, ausgleichende Wirkung auf die Psyche, tendinomuskuläre Beschwerden im Bereich der Herz-Leitbahn.

Neupunkt Xin Pin

Lage:
4 Querfinger (3 Cun) distal vom Punkt He 3 auf der Herz-Leitbahn.

Akupunktur:
Ca. 1–2 cm senkrecht.

Indikation:
Angina-pectoris-Anfall.

Dünndarm-Leitbahn

Hand – Tai Yang

Abk.: Dü
chin.: *Dünndarm = Xiao Chang*
☯ **Yang**
Die sehr große (Tai) Yang-Leitbahn der Hand

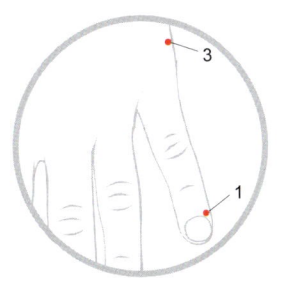

Charakteristische Steuerungspunkte der Dünndarm-Leitbahn (Abb. 28)

⑧ Sedierungspunkt

⑦ Passage(Luo)-Punkt

⑥ Spalt(Xi)-Punkt

④ Quell(Yuan)-Punkt

③ Tonisierungspunkt
   Schlüsselpunkt des Du Mai

Bl 27 Zustimmungs(Shu)-Punkt, KG 4 Alarm(Mu)-Punkt, Ma 39 Unterer Einflussreicher (He)-Punkt liegen nicht auf der Dünndarm-Leitbahn

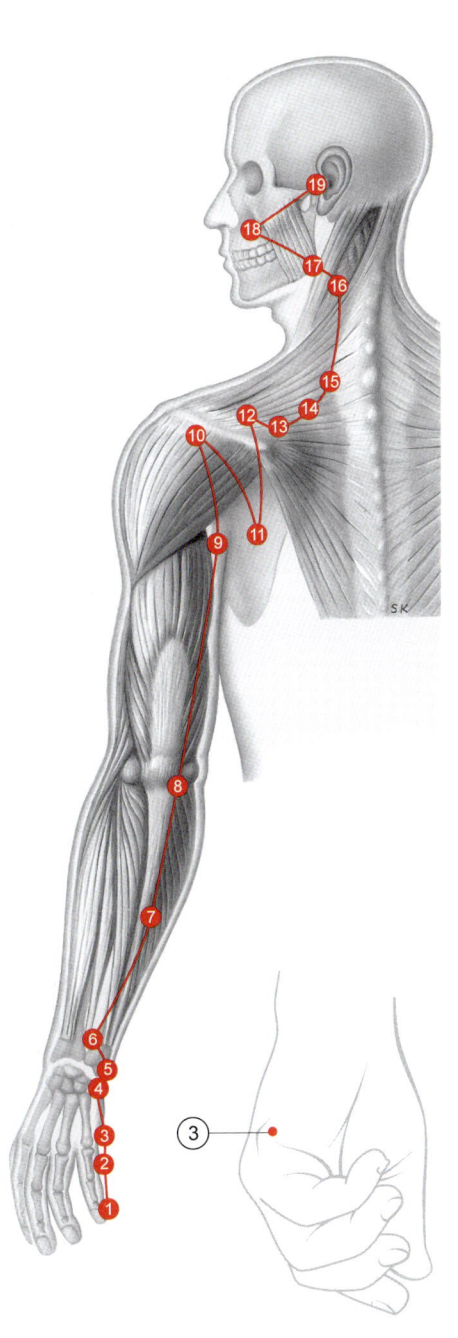

Abb. 28 Dünndarm-Leitbahn (Gesamtansicht), Hand – Tai Yang (s. auch Abb. **30**).

Leitbahnen und Punkte

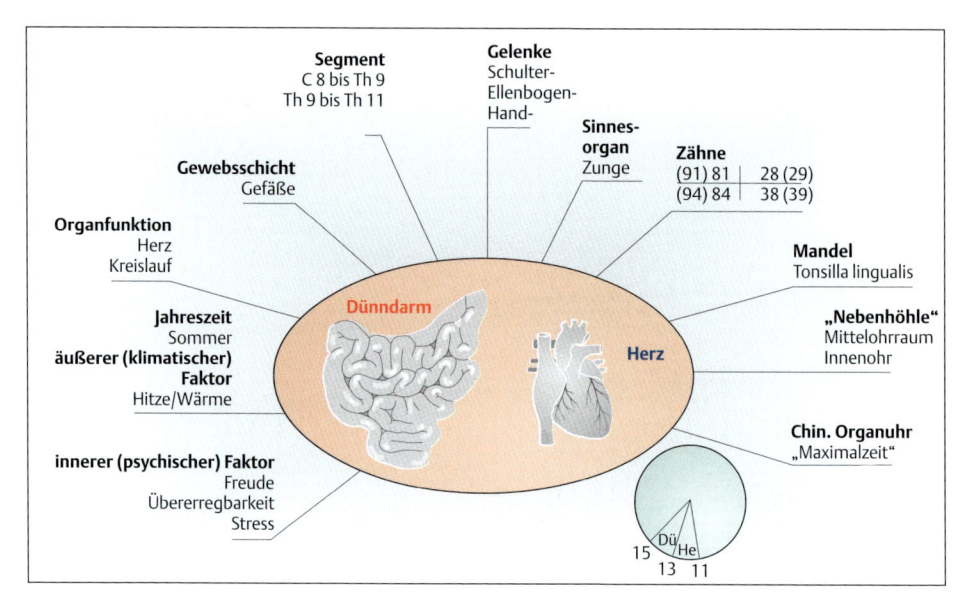

Abb. 29 Funktionsbeziehungen des Leitbahnpaares Herz (Xin) – Dünndarm (Xiao Chang) zum Gesamtorganismus und zur Umwelt (modif. n. König u. Wancura, Voll, Kramer, Gleditsch).

Herz- und Dünndarm-Leitbahn bilden ein Leitbahnpaar der Hand (Abb. 29).

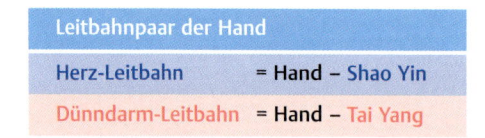

Leitbahnpaar der Hand	
Herz-Leitbahn	= Hand – Shao Yin
Dünndarm-Leitbahn	= Hand – Tai Yang

Verlauf

Der **äußere Verlauf** beginnt am lateralen Nagelfalzwinkel des Kleinfingers, führt über die ulnare Streckseite des Unter- und Oberarmes zum Schulterblatt; von dort über die seitliche Halsregion, Unterkiefer und Jochbein zum Endpunkt Dü 19 vor dem Tragus (s. Abb. 30).

Klinische Anwendung, Funktionsbeziehungen

→ Abdominelle Beschwerden ohne objektivierbaren Befund.
→ Erkrankungen im Leitbahnverlauf: Gesichtsneuralgie, Schmerzen im dorsalen Schulterbereich, Ellenbogen- und Handgelenk, tendinomuskuläre Beschwerden, Neuralgien, Parästhesien (s. Abb. 29).

Dünndarm-Leitbahn

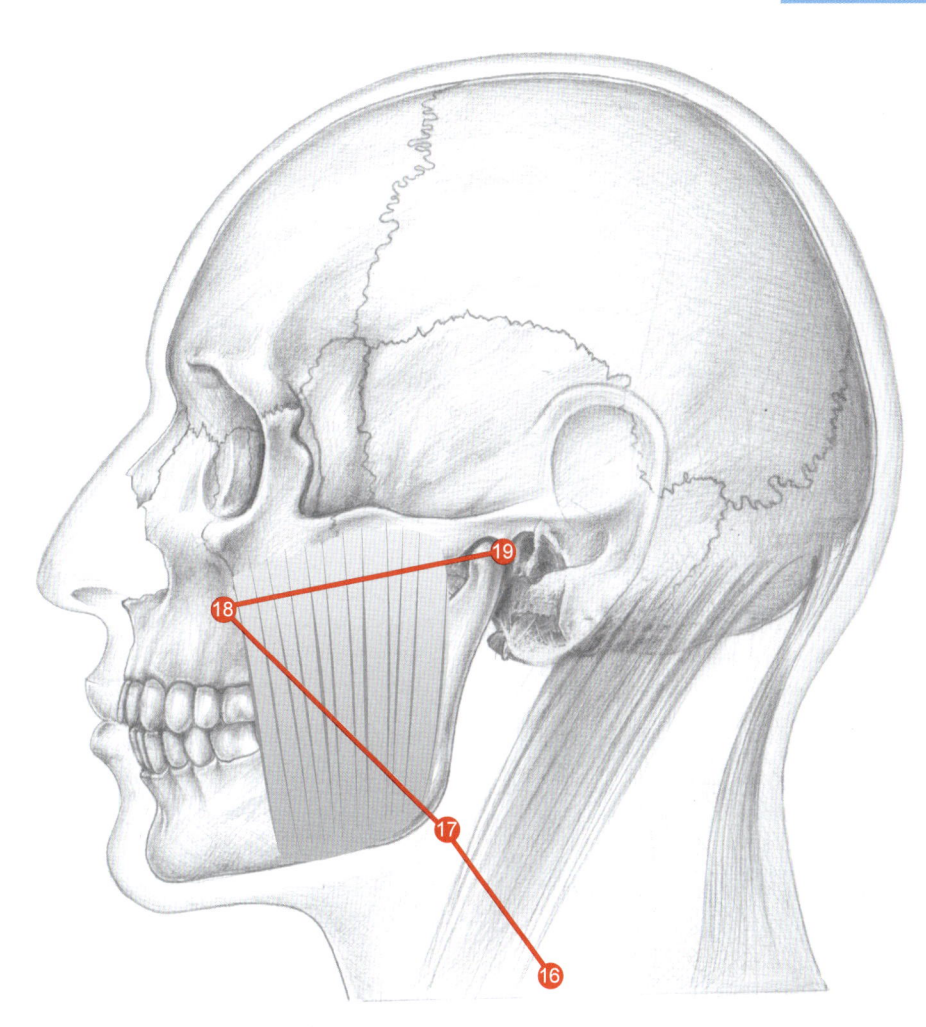

Abb. 30 Dünndarm-Leitbahn (Kopfbereich).

Dü 1 Shaoze
Lage:
Am ulnaren Nagelfalzwinkel des Kleinfingers.
Akupunktur:
Ca. 2 mm senkrecht.
Indikation:
Tendinomuskuläre Beschwerden im Verlauf der Dünndarm-Leitbahn.

Dü 2 Qiangu
Lage:
Distal und ulnar vom Kleinfingergrundgelenk.
Akupunktur:
Ca. 3 mm senkrecht.
Indikation:
Punkt mit lokaler Bedeutung.

Dü 3 Houxi
Tonisierungspunkt
Schlüsselpunkt des Lenkergefäßes

Lage:
Proximal vom Grundgelenk des Kleinfingers am Übergang vom Schaft zum Köpfchen des 5. Mittelhandknochens: Bei Faustschluss liegt der Punkt am ulnaren Ende der Mittelhand-Querfalte. Einstich: unmittelbar proximal dieser Querfalte.

Akupunktur:
Ca. 1 cm senkrecht.

Indikation:
Subokzipital-Kopfschmerz, Schmerzen im Bereich des dorsolateralen Schultergürtels und der Wirbelsäule, Neuralgien und Parästhesien der oberen Extremität, Gesichtsschmerz, Zahnschmerz, Tonsillitis, Augenentzündungen, Hörstörungen, spasmolytisch wirksamer Punkt bei Darmspasmen.
Über Dü 3 wird die außerordentliche Leitbahn Du Mai (Lenkergefäß) für die Therapie „geöffnet".

Dü 4 Wangu
Quell(Yuan)-Punkt

Lage:
An der ulnaren Seite des Handgelenks in einer deutlich tastbaren Mulde zwischen dem proximalen Ende des Os metacarpale V und Os hamatum.

Akupunktur:
Ca. 0,5 cm senkrecht.

Indikation:
Krämpfe bei Kindern, Ohrensausen, Schreibkrampf, Neuralgien des N. ulnaris.

Dü 5 Yanggu

Lage:
An der ulnaren Seite des Handgelenkes zwischen Processus styloideus ulnae und Os pisiforme.

Akupunktur:
Ca. 0,5 cm senkrecht.

Indikation:
Lokale Wirkung, z. B. Beschwerden im Handgelenk, Schwindel.

Dü 6 Yanglao
Spalt(Xi)-Punkt

Lage:
An der Dorsalseite des gebeugten Unterarmes entsteht bei Supination proximal vom Proc. styloideus ulnae eine Mulde, die dem Punkt Dü 6 entspricht.

Akupunktur:
1–1,5 cm schräg.

Indikation:
Vorwiegend bei akuten Darmstörungen, Beschwerden im Handgelenk, HWS-Syndrom, dorsaler Schulterschmerz.

Dü 7 Zhizheng
Passage(Luo)-Punkt

Lage:
1 Daumenbreite (1 Cun) distal der Mitte der Verbindungslinie Dü 5–Dü 8.

Akupunktur:
1–1,5 cm senkrecht.

Indikation:
Schwäche der Herzfunktion. Schmerzen im ulnaren Bereich des Unterarmes, im Nacken- und Schulterbereich.

Dü 8 Xiaohai
Sedierungspunkt
Lage:
Im Sulcus ulnaris (zwischen Olekranon und Epicondylus medialis). Punktsuche bei leicht gebeugtem Arm.
Akupunktur:
Ca. 0,5 cm senkrecht.
Indikation:
Lokale Erkrankung des Ellenbogens, Schmerzen im Leitbahnverlauf.

Dü 9 Jianzhen
Lage:
2 Querfinger (1,5 Cun) oberhalb der dorsalen Achselfalte (am dorsalen Rand des M. deltoideus).
Akupunktur:
1–2 cm senkrecht.
Indikation:
Dorsaler Schulterschmerz, Schulter-Arm-Syndrom.

Dü 10 Naoshu
Lage:
Schnittpunkt: senkrecht über der dorsalen Achselfalte und der Unterkante der Spina scapulae.
Akupunktur:
Ca. 1 cm senkrecht.
Indikation:
Dorsaler Schulterschmerz, Schulter-Arm-Syndrom.

Dü 11 Tianzong
Lage:
Mitte der Fossa infraspinata des Schulterblattes. (Die Punkte Dü 9, Dü 10, Dü 11 bilden ein Dreieck.)
Akupunktur:
1–1,5 cm senkrecht.
Indikation:
Schulter-, Arm- und Rückenschmerzen.

Dü 12 Bingfeng
Lage:
Senkrecht über Dü 11, Mitte der Fossa supraspinata in einer kleinen Mulde (beim Heben des Armes deutlich zu fühlen).
Akupunktur:
Ca. 1 cm schräg.
Indikation:
Dorsaler Schulterschmerz.

Dü 13 Quyuan
Lage:
Oberkante der Spina scapulae, Mitte der Verbindungslinie zwischen Dü 10 und Dornfortsatz des 2. Brustwirbels.
Akupunktur:
Ca. 1 cm schräg.
Indikation:
Lokale Wirkung.

Dü 14 Jianwiashu
Lage:
1 Handbreite (3 Cun) lateral vom Dornfortsatz des 1. Brustwirbelkörpers (lateral LG 13).
Akupunktur:
1–1,5 cm schräg.
Indikation:
Lokale Wirkung: HWS-Syndrom, Schmerzen der Schulter- und Rückenmuskulatur.

Dü 15 Jianzhongshu
Lage:
2 Daumenbreiten (1,5 Cun) lateral der Unterkante der Dornfortsatzspitze von C 7 (lateral LG 14).
Akupunktur:
1–1,5 cm schräg.
Indikation:
Schulter- und Nackenschmerzen, Asthma bronchiale, Husten.

Dü 16 Tianchuang
Lage:
Am hinteren Rand des M. sternocleidomastoideus, 4 Querfinger (3 Cun) unterhalb des Ohrläppchens in Höhe der Prominentia laryngea.
Akupunktur:
Ca. 0,5 cm senkrecht.
Indikation:
Kopfschmerzen, Laryngo-Pharyngitis, Ohrensausen u. a.

Dü 17 Tianrong
Lage:
Zwischen Unterkieferwinkel und dem vorderen Rand des M. sternocleidomastoideus.
Akupunktur:
Ca. 0,5 cm schräg oder senkrecht.
Indikation:
Tonsillitis, Heiserkeit.

Dü 18 Quanliao
Lage:
Vor dem Ansatz des M. masseter, an der Unterkante des Os zygomaticum, senkrecht unterhalb des lateralen Augenwinkels.
Akupunktur:
Ca. 0,5 cm senkrecht.
Indikation:
Kiefersperre, Zahnschmerzen, Trigeminusneuralgie, Fazialisparese.

Dü 19 Tinggong
Lage:
Zwischen Tragus und Kiefergelenk in einer Vertiefung, die sich beim Öffnen des Mundes bildet.
Akupunktur:
Ca. 0,5 cm senkrecht.
Indikation:
Ohrgeräusche, Morbus Menière, Schmerzen im Kiefergelenk.

Blasen-Leitbahn

Fuß – Tai Yang
Abk.: Bl
chin.: *Blase = Pang Guang*

☯ **Yang**

Die sehr große (Tai) Yang-Leitbahn des Fußes (Abb. **31**)

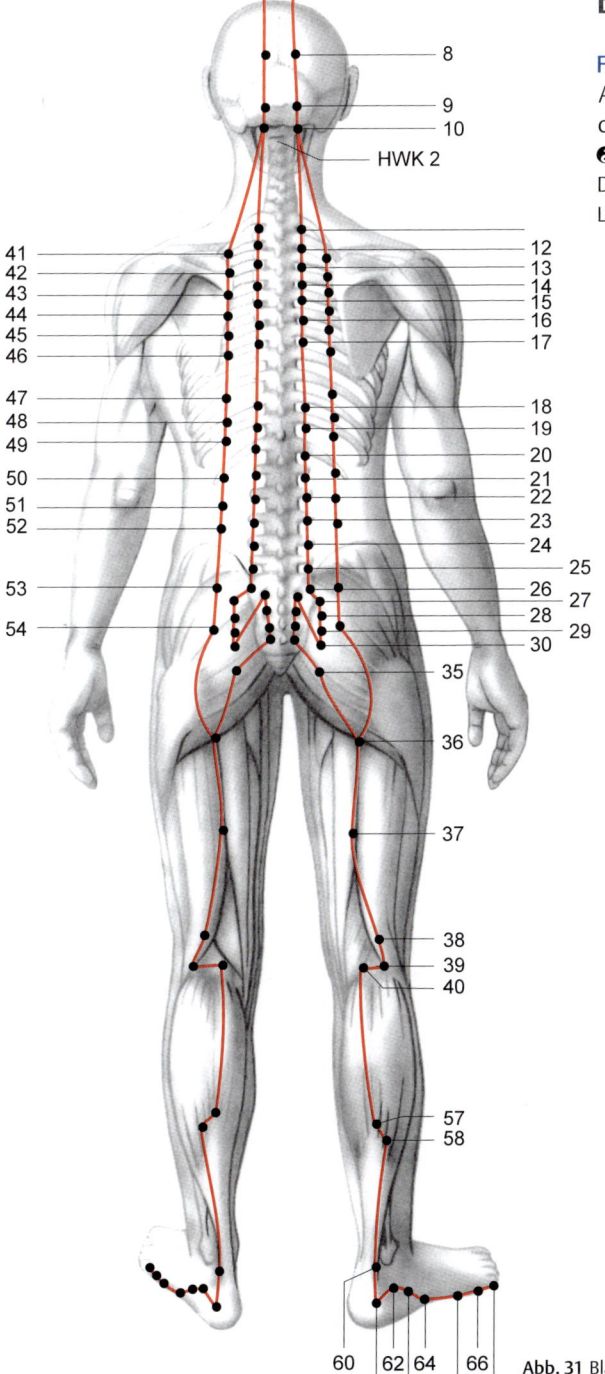

Abb. 31 Blasen-Leitbahn (Gesamtansicht), Fuß – Tai Yang (s. auch die Punkte der Abb. **32 a–c**).

Leitbahnen und Punkte

Niere (Shen) und Blase (Pang Guang) sind einander zugeordnete Organe. Ihre Hauptleitbahnen bilden ein Leitbahnpaar des Fußes.

Leitbahnpaar des Fußes	
Nieren-Leitbahn	= Fuß – Shao Yin
Blasen-Leitbahn	= Fuß – Tai Yang

Verlauf

Der **äußere Verlauf** (Abb. 32) beginnt am medialen Augenwinkel (Bl 1), zieht über die Stirn (Bl 2) zum Hinterkopf (Bl 10); am Punkt Bl 10 gabelt sich die Leitbahn in einen medialen und einen lateralen Ast. Beide Äste der Blasen-Leitbahn verlaufen über den Rücken und die Glutäalgegend zur Kniekehle, wo sie sich vereinigen (Bl 40, nach Bachmann Bl 54).

Der weitere Verlauf führt über die Wadenmuskulatur, unterhalb des äußeren Fußknöchels zum Endpunkt Bl 67 am lateralen Nagelfalzwinkel der kleinen Zehe (Abb. 33).

Klinische Anwendung, Funktionsbeziehungen

→ Urologische Erkrankungen.
→ Erkrankungen, die durch Kälte entstanden sind oder durch Kälte verschlimmert werden.
→ Erkrankungen im Leitbahnverlauf, z. B. Sinusitis, Kopfschmerzen, Zervikalsyndrom, Schmerzen im Bereich der Wirbelsäule, Lumbalgie, Ischialgie u. a. (s. Abb. 35).

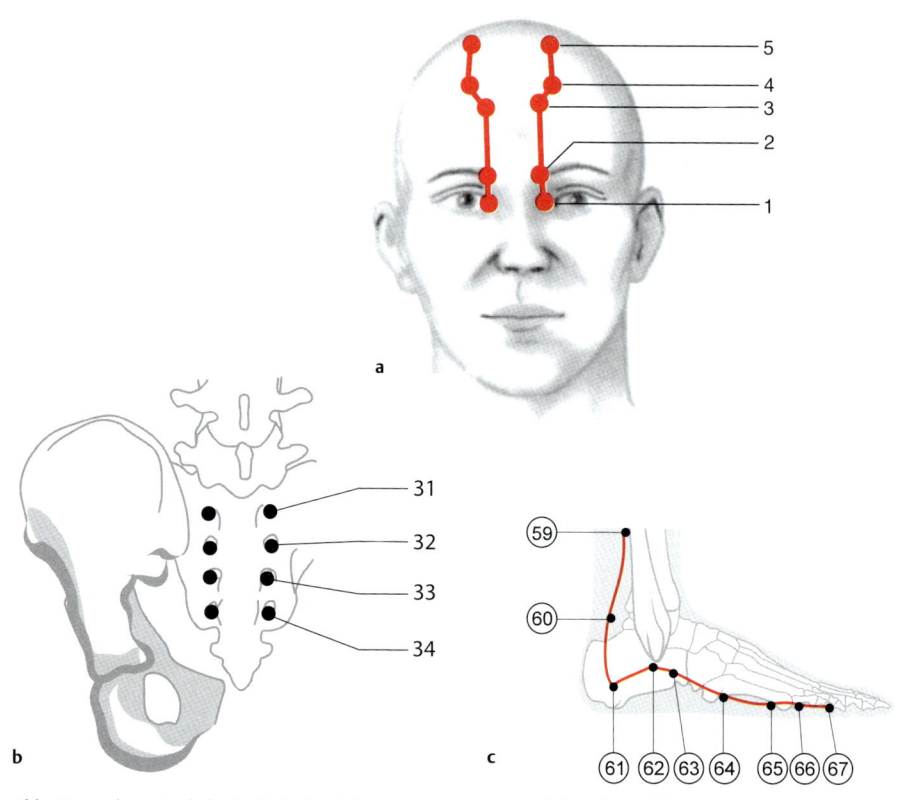

Abb. 32a–c Blasen-Leitbahn-Verläufe Kopf, Foramen sacrale und Fuß (Detailansicht).

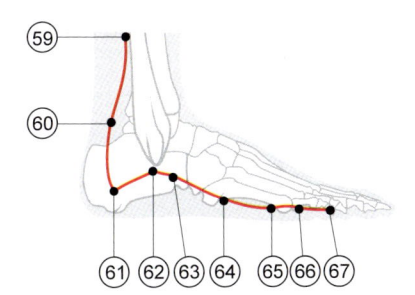

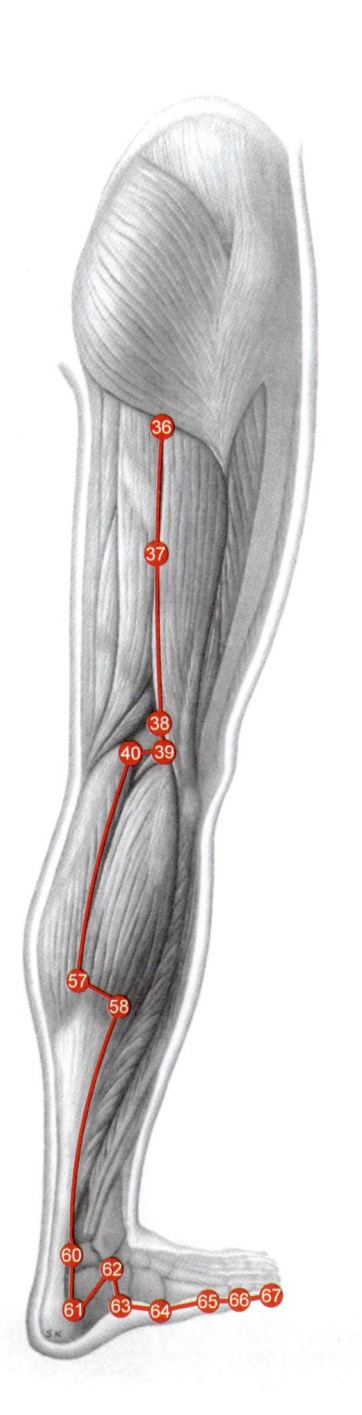

Blasen-Leitbahn

Charakteristische Steuerungspunkte der Blasen-Leitbahn (Abb. 33)

- ⑤⑧ Passage(Luo)-Punkt
- ⑥② Schlüsselpunkt des Yangqiao Mai
- ⑥③ Spalt(Xi)-Punkt
- ⑥④ Quell(Yuan)-Punkt
- ⑥⑤ Sedierungspunkt
- ⑥⑦ Tonisierungspunkt

Bl 28 Zustimmungs(Shu)-Punkt
Bl 40 Unterer Einflussreicher (He)-Punkt

KG 3 Alarm(Mu)-Punkt liegt nicht auf der Blasen-Leitbahn

Abb. 33 Blasen-Leitbahn, Verlauf an der unteren Extremität.

Bl 1 Jingming
Lage:
Neben dem medialen Augenwinkel in einer kleinen Delle.
Akupunktur:
1–2 mm senkrecht (Cave: Gefäßverletzungen).
Indikation:
Beziehung zu Augenkrankheiten (Augentränen, Konjunktivitis, Blepharitis u. a.), Schlafstörungen.

Bl 2 Cuanzhu (Zanzhu)
Lage:
Am medialen Ende der Augenbrauen, in einer Knochendelle medial der Austrittsstelle des N. supraorbitalis.
Akupunktur:
Ca. 1 cm subkutan nach lateral.
Indikation:
Augenschmerzen, Augenflimmern, verschwommenes Sehen, Tränenfluss, Kopfschmerz, besonders Stirnkopfschmerz, Schwindel, häufiger Niesreiz, vor allem Sinusitis frontalis.

Bl 3 Meichong
Lage:
An der natürlichen Haargrenze oberhalb Bl 2, ½ Daumenbreite (0,5 Cun) lateral der Mittellinie.
Akupunktur:
Ca. 0,5 cm schräg nach oben.
Indikation:
Stirnkopfschmerz, Sinusitis frontalis, Augenflimmern.

Bl 4 Qucha(i)
Lage:
2 Querfinger (1,5 Cun) lateral der Mittellinie und 0,5 Cun oberhalb der vorderen Haargrenze.
Akupunktur:
Ca. 0,5 cm schräg nach oben.
Indikation:
Wie Bl 3.

Bl 5 Wuchu
Lage:
0,5 Cun oberhalb Bl 4.
Akupunktur:
Ca. 0,5 cm schräg nach oben.
Indikation:
Wie Bl 3.

Bl 6 Chengguang
Lage:
1,5 Cun oberhalb Bl 5.
Akupunktur:
Ca. 0,5 cm schräg nach oben.
Indikation:
Scheitelkopfschmerz, Schwindel.

Bl 7 Tongtian
Lage:
In gleicher Höhe wie LG 20.
Akupunktur:
Ca. 0,5 cm schräg nach dorsal.
Indikation:
Zerebraler Schwindel, Migräne, Schleimhautschwellungen der Nase, Heuschnupfen.

Blasen-Leitbahn

Bl 8 Luoque
Lage:
1,5 Cun dorsal Bl 7.
Akupunktur:
Ca. 0,5 cm schräg nach dorsal.
Indikation:
Scheitelkopfschmerz, Rhinitis, Schwindel.

Bl 9 Yuzhen
Lage:
4 Cun dorsal unterhalb Bl 8, 1,5 Cun lateral LG 17.
Akupunktur:
Ca. 0,5 cm schräg nach dorsal.
Indikation:
Wie Bl 8.

Bl 10 Tianzhu[1]
Lage:
Unterhalb der Protuberantia externa, lateral vom Ursprung des M. trapezius in einem deutlich tastbaren Grübchen.
Akupunktur:
0,5–1 cm schräg in Richtung dorsale Medianlinie.
Indikation:
Wirksamer Punkt bei Hinterkopfschmerzen, Zervikalsyndrom, Augen- und Nasenerkrankungen, Schwindel.

Bl 11 Dashu
„Meisterpunkt der Knochen"
Lage:
2 Querfinger (1,5 Cun) lateral vom Unterrand des 1. Brustwirbel-Dornfortsatzes.
Akupunktur:
Ca. 1 cm schräg in Richtung dorsale Medianlinie.
Indikation:
Schmerzen im Bereich der Wirbelsäule, insbesondere Nacken-, Schulter- und Rückenschmerzen.

Bl 12 Fengmen
Lage:
2 Querfinger (1,5 Cun) lateral der Unterkante des 2. Brustwirbel-Dornfortsatzes.
Akupunktur:
0,5–1 cm schräg.
Indikation:
Asthmatoide Bronchitis, Sinusitis, Neigung zu Infekten, Myalgie im Bereich des Schultergürtels, insbesondere durch Überempfindlichkeit gegen Zugluft.

---

[1] Am Punkt Bl 10 teilt sich die Blasen-Leitbahn in zwei Äste, die beide parallel zur Wirbelsäule verlaufen:
→ Auf dem medialen Ast der Blasen-Leitbahn liegen in segmentaler Zuordnung die Zustimmungs(Shu)-Punkte der einzelnen Organe.
→ Auf dem lateralen Ast, 4 Querfinger (3 Cun) lateral der dorsalen Mittellinie (am lateralen Rand des M. erector trunci), liegen weniger bedeutende Punkte.

Bl 13 Feishu
Zustimmungs(Shu)-Punkt der Lunge[1]
Lage:
2 Querfinger (1,5 Cun) lateral vom Unterrand der 3. Brustwirbel-Dornfortsatzspitze.
Akupunktur:
1–1,5 cm schräg.
Indikation:
Stärkt die Funktion der Lunge.

Bl 14 Jueyinshu
Zustimmungs(Shu)-Punkt des Kreislaufs (Perikard)
Lage:
2 Querfinger (1,5 Cun) lateral vom Unterrand der 4. Brustwirbel-Dornfortsatzspitze.
Akupunktur:
1–1,5 cm schräg.
Indikation:
Orthostasesyndrom, Präkordialschmerzen, chronischer Husten mit Auswurf.

Bl 15 Xinshu
Zustimmungs(Shu)-Punkt des Herzens
Lage:
2 Querfinger (1,5 Cun) lateral vom Unterrand der 5. Brustwirbel-Dornfortsatzspitze.
Akupunktur:
1–1,5 cm schräg.
Indikation:
Stärkt die Funktion des Herzens.

Bl 16 Dushu
Zustimmungspunkt(Shu)-Punkt des Lenkergefäßes
Lage:
2 Querfinger (1,5 Cun) lateral vom Unterrand der 6. Brustwirbel-Dornfortsatzspitze.
Akupunktur:
1–1,5 cm schräg.
Indikation:
Bei Thoraxschmerz, zusammen mit Bl 17 bei Singultus.

Bl 17 Geshu
Zustimmungs(Shu)-Punkt von Zwerchfell und Speiseröhre „Meisterpunkt des Blutes"
Lage:
2 Querfinger (1,5 Cun) lateral vom Unterrand der 7. Brustwirbel-Dornfortsatzspitze. Höhe Angulus scapulae.
Akupunktur:
1–1,5 cm schräg.
Indikation:
Erhöht die Atemkapazität (Wirkung auf das Zwerchfell), Bluterkrankungen (bei venösen Blutungen zusammen mit Lu 9).

Bl 18 Ganshu
Zustimmungs(Shu)-Punkt der Leber
Lage:
2 Querfinger (1,5 Cun) lateral vom Unterrand der 9. Brustwirbel-Dornfortsatzspitze.
Akupunktur:
1–1,5 cm schräg.
Indikation:
Unterstützung einer Lebertherapie.

---

[1] Eine Therapie über Zustimmungs(Shu)-Punkte beeinflusst die Funktion der Organe über den zuständigen Spinalnerv.

Bl 19 Danshu
Zustimmungs(Shu)-Punkt der Gallenblase

Lage:
2 Querfinger (1,5 Cun) lateral vom Unterrand der 10. Brustwirbel-Dornfortsatzspitze.

Akupunktur:
1–1,5 cm schräg.

Indikation:
Alle Gallenblasenerkrankungen.

Bl 20 Pishu
Zustimmungs(Shu)-Punkt von Milz/Pankreas

Lage:
2 Querfinger (1,5 Cun) lateral vom Unterrand der 11. Brustwirbel-Dornfortsatzspitze.

Akupunktur:
1–1,5 cm schräg.

Indikation:
Stärkt die Funktion von Milz/Pankreas.

Bl 21 Weishu
Zustimmungs(Shu)-Punkt des Magens

Lage:
2 Querfinger (1,5 Cun) lateral vom Unterrand der 12. Brustwirbel-Dornfortsatzspitze.

Akupunktur:
1–1,5 cm schräg.

Indikation:
Stärkt die Magenfunktion bei allen Magenerkrankungen (Gastritis, Ulcus duodeni/ventriculi u. a.).

Bl 22 Sanjiaoshu
Zustimmungs(Shu)-Punkt des 3-Erwärmers

Lage:
2 Querfinger (1,5 Cun) lateral vom Unterrand der 1. Lendenwirbel-Dornfortsatzspitze.

Akupunktur:
1–1,5 cm senkrecht.

Indikation:
Kräftigende Wirkung auf den Funktionsbereich des 3-Erwärmer.

Bl 23 Shenshu
Zustimmungs(Shu)-Punkt der Niere

Lage:
2 Querfinger (1,5 Cun) lateral vom Unterrand der 2. Lendenwirbel-Dornfortsatzspitze.

Akupunktur:
1–1,5 cm senkrecht.

Indikation:
Erkrankungen und Schwächen im Urogenitalbereich (Impotenz, Enuresis, Dysmenorrhö), Müdigkeit, Abgeschlagenheit, Energiemangel, Erkrankungen durch Kälte, Lumbalgie.

Bl 24 Qihaishu
Zustimmungs(Shu)-Punkt des Konzeptionsgefäßes

Lage:
2 Querfinger (1,5 Cun) lateral vom Unterrand der 3. Lendenwirbel-Dornfortsatzspitze.

Akupunktur:
1–1,5 cm senkrecht.

Indikation:
Energiemangel, allgemeine Schwäche, WS-Syndrom.

Bl 25 Dachangshu
Zustimmungs(Shu)-Punkt des Dickdarms

Lage:
2 Querfinger (1,5 Cun) lateral vom Unterrand der 4. Lendenwirbel-Dornfortsatzspitze in Höhe der Beckenkämme.

Akupunktur:
1–1,5 cm senkrecht.

Indikation:
Erkrankungen des Dickdarms (Obstipation, Diarrhö, Kolitis u. a.), LWS-Syndrom.

Bl 26 Guanyuanshu

Lage:
2 Querfinger (1,5 Cun) lateral vom Unterrand der 5. Lendenwirbel-Dornfortsatzspitze.

Akupunktur:
1–1,5 cm senkrecht.

Indikation:
LWS-Syndrom, urogenitale Erkrankungen (Zystitis, Miktionsbeschwerden, Adnexitis).

Bl 27 Xiaochangshu
Zustimmungs(Shu)-Punkt des Dünndarms

Lage:
In Höhe des 1. Foramen sacrale, 2 Querfinger (1,5 Cun) lateral der dorsalen Medianlinie, in einer Vertiefung zwischen Os Sacrum und Spina iliaca posterior superior.

Akupunktur:
Ca. 1 cm senkrecht.

Indikation:
Erkrankungen des Dünndarms (Diarrhö, Koliken u. a.), LWS-Syndrom, Ischialgie, Miktionsstörungen.

Bl 28 Pangguangshu
Zustimmungs(Shu)-Punkt der Blase

Lage:
In Höhe des 2. Foramen sacrale, 2 Querfinger (1,5 Cun) lateral der dorsalen Medianlinie.

Akupunktur:
Ca. 1 cm senkrecht.

Indikation:
Blasenerkrankungen, Ischialgie.

Bl 29 Zhonglushu

Lage:
In Höhe des 3. Foramen sacrale, 2 Querfinger (1,5 Cun) lateral der dorsalen Medianlinie.

Akupunktur:
Ca. 1 cm senkrecht.

Indikation:
Ischialgie, Lumbosakralschmerzen.

Bl 30 Baihuanshu
Lage:
In Höhe des 4. Foramen sacrale,
2 Querfinger (1,5 Cun) lateral der dorsalen Medianlinie.
Akupunktur:
Ca. 1 cm senkrecht.
Indikation:
Ischialgie, Lumbosakralschmerzen.

Bl 31 Shangliao
„Meisterpunkt des Klimakteriums"
Lage:
Im 1. Foramen sacrale.
Akupunktur:
Ca. 1 cm senkrecht.
Indikation:
Wirksamer Punkt bei Ischialgie, Lumbago, bei allen gynäkologischen Erkrankungen.

Bl 32 Ciliao
Lage:
Im 2. Foramen sacrale.
Akupunktur:
Ca. 1 cm senkrecht.
Indikation:
Klimakterische Beschwerden, Urethritis, Beschwerden beim Harnlassen, Schmerzen in der Lumbalgegend, bei allen gynäkologischen Erkrankungen, „Reguliert" den unteren 3-Erwärmer.

Bl 33 Zhongliao
Lage:
Im 3. Foramen sacrale.
Akupunktur:
Ca. 1 cm senkrecht.
Indikation:
Wie Bl 31, Bl 32.

Bl 34 Xialiao
Lage:
Im 4. Foramen sacrale.
Akupunktur:
Ca. 1 cm senkrecht.
Indikation:
Wie Bl 31, Bl 32.

Bl 35 Huiyang
Lage:
2 Querfinger (1,5 Cun) lateral von der dorsalen Medianlinie in Höhe von LG 1.
Akupunktur:
Ca. 1 cm senkrecht.
Indikation:
Ischialgie.

Bl 36 Chengfu
Lage:
Mitte der Gesäßfalte (am unteren Rand des Glutaeus maximus).
Akupunktur:
Ca. 1,5 cm senkrecht.
Indikation:
Ischialgie.

Bl 37 Yinmen
Lage:
Auf der Rückseite des Oberschenkels, 2 Handbreiten (6 Cun) unterhalb der Gesäßfalte.
Akupunktur:
1,5–2 cm senkrecht.
Indikation:
Lokale Beschwerden im Leitbahnverlauf.

Bl 38 Fuxi
Lage:
4 Querfinger (3 Cun) oberhalb der Kniegelenksbeugefalte dorsal am lateralen Femurrand.
Akupunktur:
1,5 cm senkrecht.
Indikation:
Lokale Beschwerden im Leitbahnverlauf.

Bl 39 Weiyang
Unterer Einflussreicher(He)-Punkt des 3-Erwärmers
Lage:
1 Daumenbreite (1 Cun) lateral der Mitte der Kniekehle, medial der Sehne des M. biceps femoris.
Akupunktur:
Ca. 1,5 cm senkrecht.
Indikation:
Bl 39 hat unmittelbare Wirkung auf die Funktion des 3E.

Bl 40 Weizhong[1]
Unterer Einflussreicher(He)-Punkt der Blase
Lage:
Mitte der Kniekehle (Beugefalte)
Akupunktur:
1–1,5 cm senkrecht.
Indikation:
Gonarthrose, Schmerzen im Lumbosakralbereich, Ischialgie, Paresen der unteren Extremität, obligatorisch bei Lumbalgien.
Bl 40 als He-Punkt hat unmittelbare Wirkung auf die Blasenfunktion.

Bl 57 Chengshan
Lage:
Im Winkel der beiden Köpfe des M. gastrocnemius (Mitte der Strecke: Bl 40–Bl 60).
Akupunktur:
2–3 cm senkrecht.
Indikation:
Wirksamer Punkt bei nächtlichen Wadenkrämpfen.

---

[1] Siehe auch Anmerkung zu Punkt Bl 10 (S. 81):
→ Medialer Ast: Bl 10 über Bl 11 bis Bl 40 usw.
→ Lateraler Ast: Bl 10 über Bl 41 bis Bl 40 usw.

Bl 58 Feiyang
Passage(Luo)-Punkt

Lage:
Je eine Daumenbreite (1 Cun) distal und lateral von Bl 57.

Akupunktur:
1,5–2 cm senkrecht.

Indikation:
Nächtliche Wadenkrämpfe, Claudicatio intermittens, Schmerzen der unteren Extremität, Paresen, Ischialgie.

Bl 59 Fuyang

Lage:
4 Querfinger (3 Cun) senkrecht oberhalb von Bl 60.

Akupunktur:
Ca. 0,5 cm senkrecht.

Indikation:
Wie Bl 60.

Bl 60 Kunlun

Lage:
Mitte zwischen der Spitze des Malleolus lateralis und der Achillessehne.

Akupunktur:
Ca. 1 cm senkrecht (kann auch bis Ni 3 durchgestochen werden).

Indikation:
Stirn- und Hinterkopfschmerzen. Fernpunkt bei Schmerzen, die durch Kälte entstanden sind oder verschlimmert werden.

Bl 61 Pucan

Lage:
2 Querfinger (1,5 Cun) senkrecht unterhalb von Bl 60, auf dem Kalkaneus.

Akupunktur:
Ca. 0,5 cm senkrecht.

Indikation:
Lumbalschmerzen beim Beugen und Strecken.

Bl 62 Shenmai
Schlüsselpunkt des Yangqiao Mai

Lage:
$1/2$ Daumenbreite (0,5 Cun) distal vom Unterrand des Malleolus lateralis.

Akupunktur:
Ca. 0,5 cm senkrecht.

Indikation:
Therapeutisch bedeutender Punkt!
Gehstörungen (Unsicherheit bei älteren Patienten)
(Bl 62 zusammen mit Ni 6),
Schlafstörungen: „Kann die Augen morgens nicht öffnen", Yang-Schwäche, Gliederschmerzen und Steifheit der unteren Extremität, psychophysische Störungen mit Verschlimmerung während der Menstruation.

Bl 63 Jinmen
Spalt(Xi)-Punkt
Lage:
In einer Vertiefung zwischen dem Calcaneo-Kuboidgelenk.
Akupunktur:
4 mm senkrecht.
Indikation:
Blasenerkrankungen mit akuter Symptomatik, z. B. Reizblase sowie Störungen im Leitbahnverlauf.

Bl 64 Jinggu
Quell(Yuan)-Punkt
Lage:
Am lateralen Fußrand, proximal vom Gelenksköpfchen des Os metatarsale V.
Akupunktur:
Ca. 4 mm senkrecht.
Indikation:
Migräne, Zervikalsyndrom, Steifheit des gesamten Körpers, WS-Syndrom.

Bl 65 Shugu
Sedierungspunkt
Lage:
Lateral und proximal vom Grundgelenk der Kleinzehe, in einer Knochendelle.
Akupunktur:
Ca. 4 mm senkrecht.
Indikation:
LWS-Syndrom, Kopfschmerzen.

Bl 66 Tonggu
Lage:
Lateral und distal vom Grundgelenk der Kleinzehe in einer Knochendelle.
Akupunktur:
Ca. 3 mm senkrecht.
Indikation:
Aktiviert die Funktion der Blase.

Bl 67 Zhiyin
Tonisierungspunkt
Lage:
Am lateralen Nagelfalzwinkel der 5. Zehe.
Akupunktur:
Ca. 2 mm senkrecht, Moxibustion!
Indikation:
Geburtserleichterung: Drehung der Steißlage durch Moxibustion (bilateral 2-mal täglich 30 min), Beschwerden im tendinomuskulären Bereich der Blasen-Leitbahn.

Nieren-Leitbahn

Fuß – Shao Yin
Abk.: Ni
chin.: *Niere = Shen*
☯ **Yin**
Die kleine (Shao) Yin-Leitbahn des Fußes
(Abb. **34**)

Die Niere (Shen) als Ausscheidungsorgan dient der Aufrechterhaltung des Gleichgewichts im Mineralstoffwechsel. Embryologisch entwickeln sich die Niere sowie das Knochensystem einschließlich der Zähne aus dem Mesoderm. Die Niere entspricht dem Winter als Jahreszeit, dem Wasser als Element, dem Yin als Energiequalität und der Kälte als klimatischem Faktor.

Leitbahnpaar des Fußes	
Nieren-Leitbahn	= Fuß – Shao Yin
Blasen-Leitbahn	= Fuß – Tai Yang

Abb. 34 Nieren-Leitbahn (Gesamtansicht), Fuß – Shao Yin.

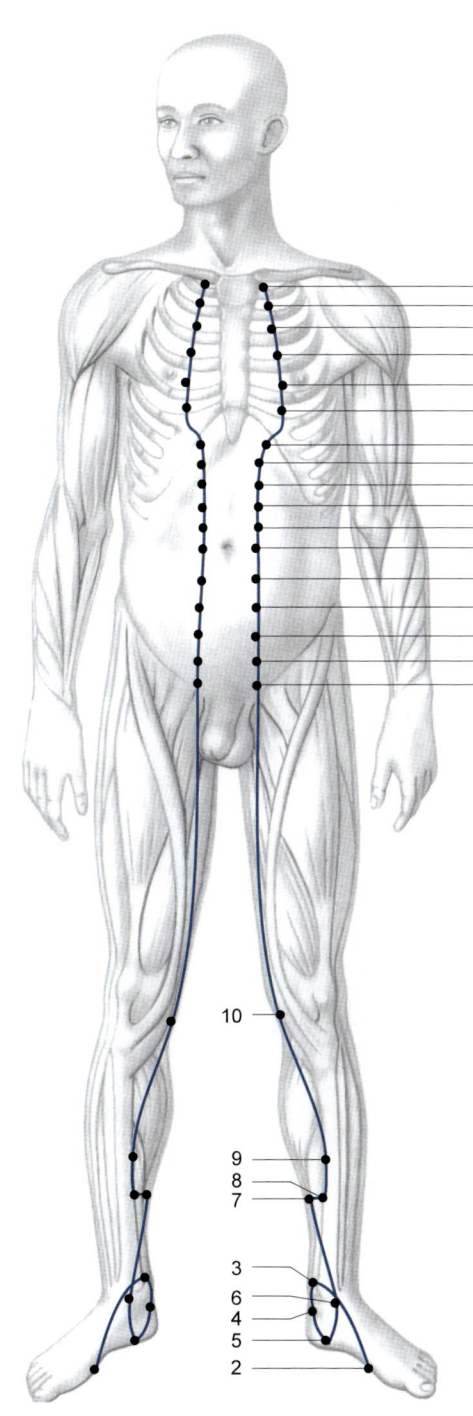

Verlauf

Der **äußere Verlauf** der Nieren-Leitbahn beginnt an der Fußsohle (Ni 1), zieht zur medialen Seite des Fußgelenks, Unter- und Oberschenkels, dann zur Leistenbeuge, Abdomen und endet nach parasternalem Verlauf unterhalb des Sternoklavikulargelenkes (Ni 27).

Klinische Anwendung, Funktionsbeziehungen

→ Urologische und gynäkologische Erkrankungen.
→ Beschwerden im Leitbahnverlauf: Paresen der unteren Extremität, tendinomuskuläre Schmerzen im Bereich der Nieren-Leitbahn, Beschwerden des Sprung- bzw. des Kniegelenks.
→ Psychosomatische Störungen: geringer Lebenswille, Schreckhaftigkeit, Angst, anhaltendes Stöhnen u. a. weisen auf eine geschwächte Nierenfunktion hin.
→ Erkrankungen, die durch Kälte entstanden sind oder sich durch Kälte verschlimmert haben.
→ Erkrankungen des Innenohres (das Sinnesorgan „Ohr" ist traditionell der Niere zugeordnet).
→ Störungen der Knochenbildung bzw. des Knochenwachstums.

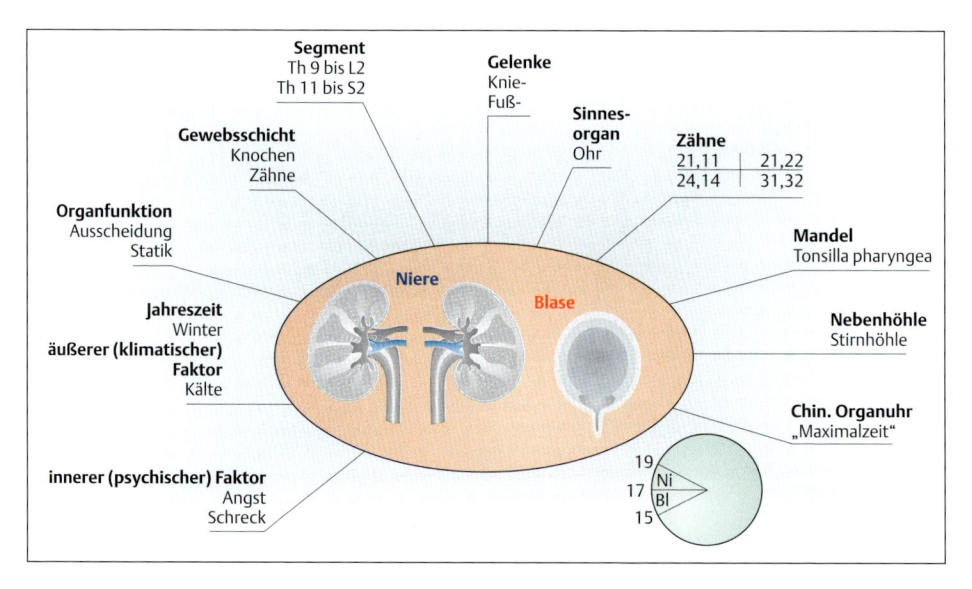

Abb. 35 Funktionsbeziehungen des Leitbahnpaares Niere (Shen) – Blase (Pang Guang) zum Gesamtorganismus und zur Umwelt (modif. n. König u. Wancura, Voll, Kramer, Gleditsch).

Nieren-Leitbahn

MP6

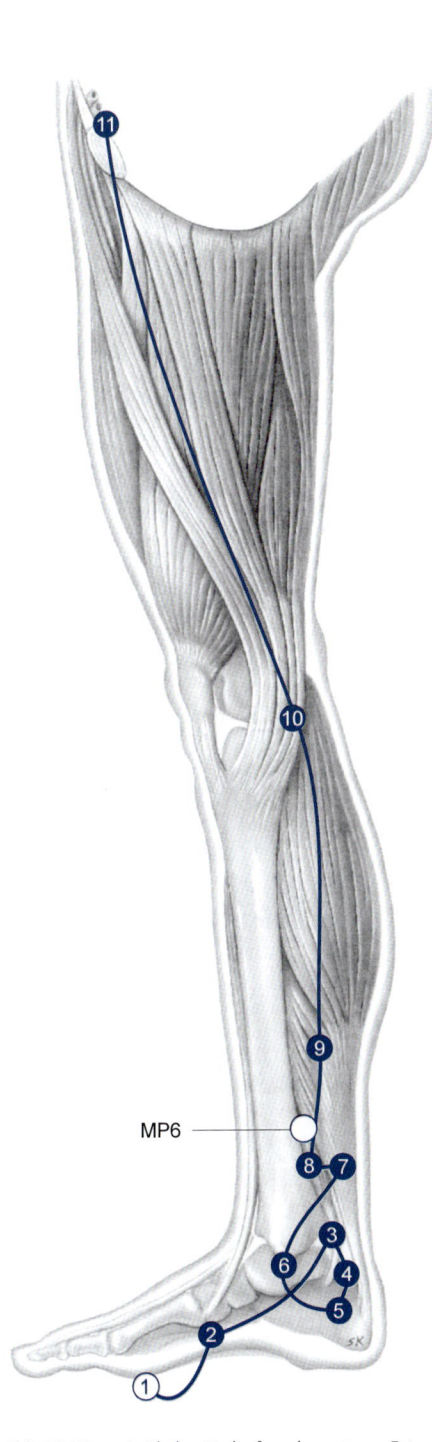

Abb. 36 Nieren-Leitbahn, Verlauf an der unteren Extremität.

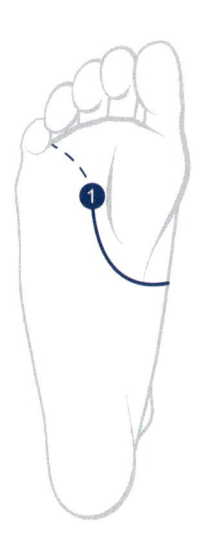

Charakteristische Steuerungspunkte der Nieren-Leitbahn (Abb. 36)

- ⑦ Tonisierungspunkt
- ⑥ Schlüsselpunkt des Yinquiao Mai
- ⑤ Spalt(Xi)-Punkt
- ④ Passage(Luo)-Punkt
- ③ Quell(Yuan)-Punkt
- ① Sedierungspunkt

Bl 23 Zustimmungs(Shu)-Punkt,
Gb 25 Alarm(Mu)-Punkt liegen nicht auf der Nieren-Leitbahn

Leitbahnen und Punkte

Ni 1 Yongquan
Sedierungspunkt

Lage:
Fußsohle zwischen Os metatarsale II und III im distalen Winkel; vom Punkt Ni 1 führt eine innere Verbindung zum medialen Nagelfalzwinkel der Kleinzehe. Der mediale Nagelfalzwinkel gilt in der Elektroakupunktur nach Voll als erster Messpunkt der Nieren-Leitbahn.

Akupunktur:
Ca. 0,5 cm senkrecht.

Indikation:
Im Notfall, Harnverhaltung, Epilepsie (vgl. Punkt LG 26 Renzhong), Drehschwindel.

Ni 2 Rangu

Lage:
Innenseite des Fußes, am vorderen und unteren Rand des Os naviculare.

Akupunktur:
Ca. 0,5 cm senkrecht.

Indikation:
Störungen der Nierenfunktion (wenig Harn), Urogenitalerkrankungen (Zystopyelitis, sexuelle Störungen u. a.), Menstruationsstörungen, hartnäckige Ekzeme, heiße Füße bei Nacht (Modalität), übermäßiges Schwitzen, insbesondere bei Nacht.

Ni 3 Taixi
Quell(Yuan)-Punkt

Lage:
Mitte zwischen der Spitze des Malleolus medialis und der Achillessehne; topographisch „gegenüber" von Bl 60, der auf der lateralen Seite liegt.

Akupunktur:
1–1,5 cm senkrecht.

Indikation:
Allgemeine Müdigkeit, Schlafstörungen, ständiges Gähnen und Seufzen, degenerative Erkrankungen, rheumatische Beschwerden, urologische Erkrankungen, Asthma bronchiale mit Störungen der Herzfunktion.

Ni 4 Dazhong
Passage(Luo)-Punkt

Lage:
Medial des Ansatzes der Achillessehne am Kalkaneus.

Akupunktur:
0,5–1 cm senkrecht.

Indikation:
Lokale Schmerzen im Leitbahnverlauf.

Ni 5 Shuiquan
Spalt(Xi)-Punkt

Lage:
1 Daumenbreite (1 Cun) distal Ni 3, auf der medialen Fläche des Kalkaneus, in einer deutlich tastbaren Mulde.

Akupunktur:
0,5–1 cm senkrecht.

Indikation:
Vorwiegend bei akuten Störungen der Nierenfunktion, z. B. Nierenkolik (insbesondere, wenn der Punkt druckempfindlich ist), Ödeme, Menstruationsstörung.

Ni 6 Zhaohai
Schlüsselpunkt des Yingiao Mai
Lage:
1 Daumenbreite (1 Cun) unterhalb der Unterkante des Malleolus medialis.
Akupunktur:
0,5–1 cm senkrecht.
Indikation:
Urogenitalerkrankungen, Impotenz, gynäkologische Erkrankungen, klimakterische Störungen, Symptomverschlimmerung im Zusammenhang mit der Menstruation, Einschlafstörungen bei Yin-Schwäche: „Kann die Augen nicht schließen". Koordination der Körperbewegung und des Körpergleichgewichts (Ni 6 zusammen mit Bl 62).

Ni 7 Fuliu
Tonisierungspunkt
Lage:
2 Daumenbreiten (2 Cun) proximal Ni 3 am Vorderrand der Achillessehne.
Akupunktur:
1–1,5 cm senkrecht.
Indikation:
Schwäche der Nierenfunktion, Trockenheit des Pharynx und Larynx, Hyperhidrosis während der Nacht, Paresen der unteren Extremität, Hypotonie, tonisierende Wirkung auf die Nebenniere.

Ni 8 Jiaoxin
Kreuzungspunkt Ni 8, MP 6, Le 5
Lage:
2 Daumenbreiten (2 Cun) proximal der Spitze des Malleolus medialis, am dorsalen Rand der Tibia, in gleicher Höhe wie Ni 7.
Akupunktur:
1–1,5 cm senkrecht.
Indikation:
Gynäkologische und urogenitale Erkrankungen, Durchblutungsstörungen im Bereich der unteren Extremität, insbesondere an der Innenseite.

Ni 9 Zhubin
Lage:
Auf der medialen Seite des Unterschenkels am unteren Ende des M. gastrocnemius, zwischen dem M. soleus und der Sehne des M. gastrocnemius.
Akupunktur:
1–1,5 cm senkrecht.
Indikation:
Schmerzen und Krämpfe der unteren Extremitäten.

Ni 10 Yingu
Lage:
Am Ende der medialen Kniegelenksfalte (Punktsuche bei gebeugtem Knie, von der Kniekehle aus), zwischen den Sehnen des M. semimembranosus und M. semitendinosus.
Akupunktur:
Ca. 0,5 cm senkrecht.
Indikation:
Urogenitale Erkrankungen (z. B. Miktionsbeschwerden), Kniegelenksbeschwerden.

Ni 11 Henggu
Lage:
Am oberen Rand des Schambeins, 1 Daumenbreite (1 Cun) lateral der Symphyse.
Akupunktur:
Ca. 0,5 cm senkrecht.
Indikation:
Zystitis, Reizblase, Orchitis, Impotenz, LWS-Syndrom, Sterilität, gynäkologische Erkrankungen.

Ni 12 Dahe
Lage:
1 Daumenbreite (1 Cun) oberhalb Ni 11, in Höhe von KG 3, 1/2 Daumenbreite lateral der Mittellinie.
Akupunktur und Indikation:
Die Punkte Ni 12 bis Ni 21 stehen in enger Funktionsbeziehung zum Konzeptionsgefäß (Ren Mai) und der außerordentlichen Leitbahn Chong Mai. Siehe Ni 16–Ni 21.

Ni 13 Qixue
Lage:
In Höhe von KG 5, 1/2 Daumenbreite (0,5 Cun) lateral der Mittellinie.
Akupunktur und Indikation:
Siehe Ni 12.

Ni 14 Siman
Lage:
In Höhe von KG 6, 1/2 Daumenbreite (0,5 Cun) lateral der Mittellinie.
Akupunktur und Indikation:
Die Punkte Ni 12 bis Ni 21 stehen in enger Funktionsbeziehung zum Konzeptionsgefäß (Ren Mai) und der außerordentlichen Leitbahn Chong Mai. Siehe Ni 16–Ni 21.

Ni 15 Zhongzhu
Lage:
In Höhe von KG 7, 1/2 Daumenbreite (0,5 Cun) lateral der Mittellinie.
Akupunktur und Indikation:
Siehe Ni 14.

Ni 16 Huangshu
Lage:
In Höhe des Nabels (KG 8) 1/2 Daumenbreite (0,5 Cun) lateral der Mittellinie.
Akupunktur und Indikation:
Siehe Ni 14.

Ni 17 Shanqu
Lage:
In Höhe von KG 10, 1/2 Daumenbreite (0,5 Cun) lateral der Mittellinie.
Akupunktur und Indikation:
Siehe Ni 14.

Ni 18 Shiguan
Lage:
In Höhe von KG 11, 1/2 Daumenbreite (0,5 Cun) lateral der Mittellinie.
Akupunktur und Indikation:
Siehe Ni 14.

Ni 19 Yindu
Lage:
In Höhe von KG 12, 1/2 Daumenbreite (0,5 Cun) lateral der Mittellinie.
Akupunktur und Indikation:
Siehe Ni 14.

Ni 20 Futonggu
Lage:
In Höhe von KG 13, 1/2 Daumenbreite (0,5 Cun) lateral der Mittellinie.
Akupunktur und Indikation:
Siehe Ni 14.

Ni 21 Youmen
Lage:
In Höhe der Xiphoidspitze, 1/2 Daumenbreite (0,5 Cun) lateral der Mittellinie.
Akupunktur und Indikation:
Siehe Ni 14.

Ni 22 Bulang
Lage:
5. ICR, in Höhe von KG 16, 2 Daumenbreiten (2 Cun) lateral der Mittellinie.
Akupunktur:
Ca. 0,5 cm schräg (Cave: Pneumothorax).
Indikation:
Die Punkte Ni 22 bis Ni 27 stehen primär in Funktionsbeziehung zu Erkrankungen im Thorax-Bereich: Bronchitis, Asthma bronchiale, Interkostalneuralgie, funktionelle Herzbeschwerden u. a.

Ni 23 Shenfeng
Lage:
4. ICR, in Höhe von KG 17, 2 Daumenbreiten (2 Cun) lateral der Mittellinie.
Akupunktur:
Ca. 0,5 cm schräg.
Indikation:
Siehe Ni 22.

Ni 24 Lingxu
Lage:
3. ICR, in Höhe von KG 18, 2 Daumenbreiten (2 Cun) lateral der Mittellinie.
Akupunktur:
Ca. 0,5 cm schräg.
Indikation:
Siehe Ni 22.

Ni 25 Shencang
Lage:
2. ICR, in Höhe von KG 19, 2 Daumenbreiten (2 Cun) lateral der Mittellinie.
Akupunktur:
Ca. 0,5 cm schräg.
Indikation:
Siehe Ni 22.

Ni 26 Yuzhong
Lage:
1. ICR, in Höhe von KG 20, 2 Daumenbreiten (2 Cun) lateral der Mittellinie.
Akupunktur:
Ca. 0,5 cm schräg.
Indikation:
Siehe Ni 22.

Ni 27 Shufu
Lage:
2 Cun lateral der Mittellinie, am unteren Rand des Sternoklavikulargelenks.
Akupunktur:
Ca. 0,5 cm schräg.
Indikation:
Asthma bronchiale, chron. Husten, Brustschmerzen, Laryngitis, Tracheitis.

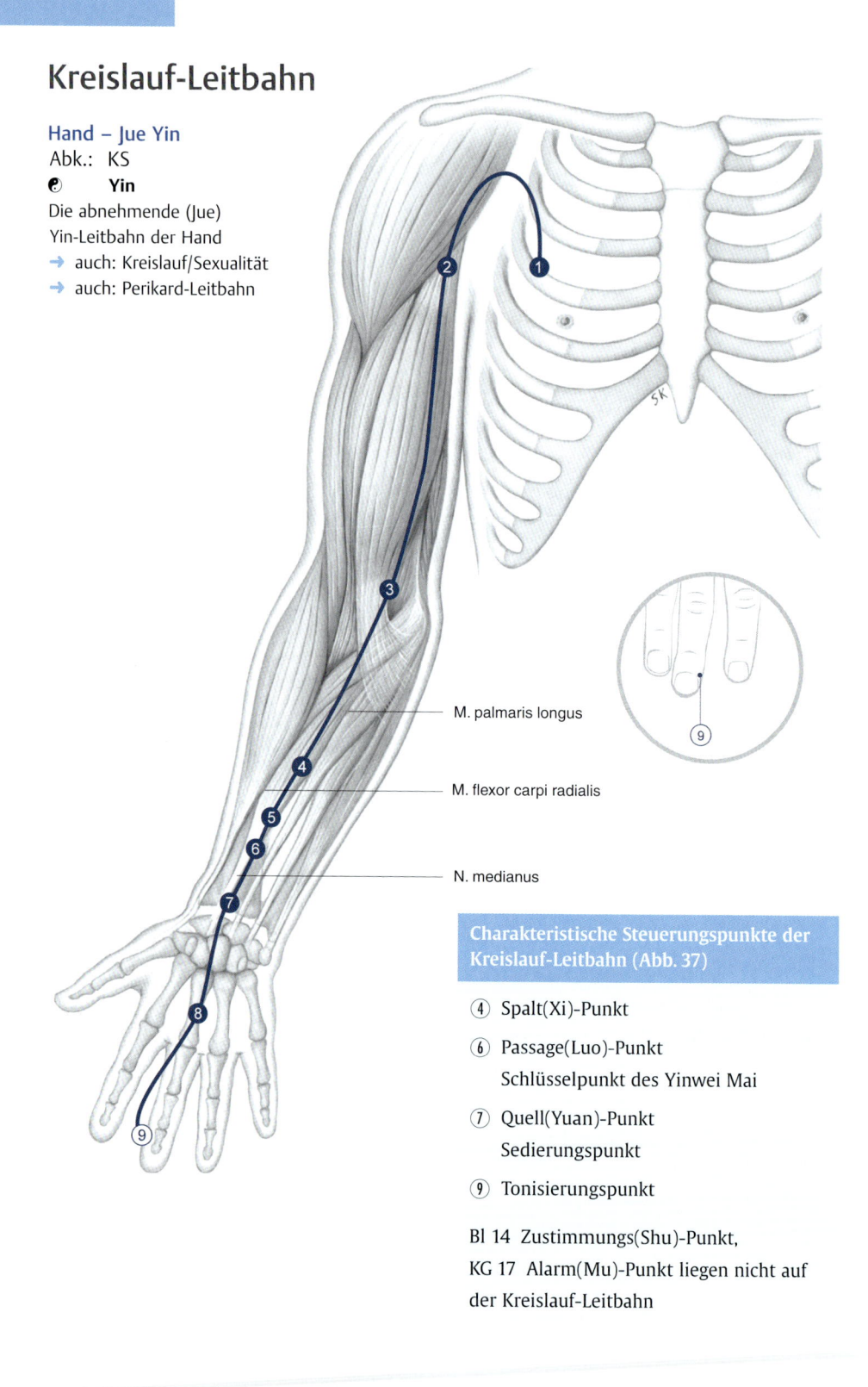

Kreislauf-Leitbahn

Hand – Jue Yin
Abk.: KS
☯ Yin
Die abnehmende (Jue)
Yin-Leitbahn der Hand
→ auch: Kreislauf/Sexualität
→ auch: Perikard-Leitbahn

M. palmaris longus

M. flexor carpi radialis

N. medianus

Charakteristische Steuerungspunkte der Kreislauf-Leitbahn (Abb. 37)

④ Spalt(Xi)-Punkt

⑥ Passage(Luo)-Punkt
  Schlüsselpunkt des Yinwei Mai

⑦ Quell(Yuan)-Punkt
  Sedierungspunkt

⑨ Tonisierungspunkt

Bl 14 Zustimmungs(Shu)-Punkt,
KG 17 Alarm(Mu)-Punkt liegen nicht auf der Kreislauf-Leitbahn

Das Bezugsorgan des Kreislaufs ist das Perikard (Xin Bao), das in der Traditionellen Chinesischen Medizin als „Schutzorgan" des Herzens bezeichnet wird.

Perikard und 3-Erwärmer bilden ein Leitbahnpaar der Hand.

Leitbahnpaar der Hand	
Kreislauf-Leitbahn	= Hand – Jue Yin
3-Erwärmer-Leitbahn	= Hand – Shao Yang

Verlauf

Kreislauf sowie das System des 3-Erwärmers werden dem Funktionskreis Herz/Dünndarm zugeordnet.

Der **äußere Verlauf** beginnt im 4. ICR, 1 Querfinger lateral der Mammille, zieht zum vorderen Bereich der Achselhöhle, über den medialen Rand des M. biceps brachii zum Ellenbogengelenk, Handgelenk und dann zum Endpunkt (KS 9) am radialen Nagelfalzwinkel des Mittelfingers.

Klinische Anwendung, Funktionsbeziehungen

→ Kreislaufschwäche.
→ Kardiale Missempfindung, kardiovaskuläres Syndrom.
→ Unterstützend bei Herzleistungsschwäche, regulierend bei Tachykardie, Herzrhythmusstörungen.
→ Psychovegetative Störungen wie innere Unruhe, Hektik, Schlafstörungen, depressive Verstimmung, gesteigerte Übererregbarkeit.

KS 1 Tianchi

Lage:
Im 4. ICR, eine Daumenbreite (1 Cun) lateral der Mammillarlinie.
Akupunktur:
Ca. 1 cm schräg nach lateral (Cave: Pneumothorax).
Indikation:
Lokale Beschwerden im Bereich des Thorax: Interkostalneuralgie. Angina pectoris, Kreislaufstörungen; Therapieversuch bei Hypertonie, ebenso bei Hypotonie.

KS 3 Quze

Lage:
Mitte der medialen Beugefalte des Ellenbogengelenkes (ulnar der Bizepssehne).
Akupunktur:
1–1,5 cm senkrecht, bei leicht gebeugtem Arm.
Indikation:
Lokale Schmerzen des Ellenbogens.

KS 4 Ximen
Spalt(Xi)-Punkt

Lage:
1 Daumenbreite (1 Cun) distal der Mitte von KS 3 und KS 7, zwischen den Sehnen des M. flexor carpi radialis und M. palmaris longus.
Akupunktur:
1–1,5 cm senkrecht.
Indikation:
Akute Kreislaufstörungen, insbesondere bei Druckempfindlichkeit des Punktes.

KS 5 Jianshi

Lage:
4 Querfinger (3 Cun) oberhalb der proximalen Handgelenksbeugefalte, zwischen den Sehnen des M. flexor carpi radialis und M. palmaris longus.

Akupunktur:
Ca. 1 cm senkrecht.

Indikation:
Tachykardie, Schmerzen im Bereich des Leitbahnverlaufs, psychische Unruhe (Ängstlichkeit).

KS 6 Neiguan
Passage(Luo)-Punkt
Schlüsselpunkt des Yinwei Mai

Lage:
2 Daumenbreiten (2 Cun) oberhalb der proximalen Handgelenksbeugefalte, zwischen den Sehnen des M. flexor carpi radialis und M. palmaris longus.

Akupunktur:
1–1,5 cm senkrecht (kann auch bis zum gegenüberliegenden Punkt 3E 5 gestochen werden).

Indikation:
Funktionelle Herzbeschwerden (Stenokardie, Herzangst u. a.), Kreislauflabilität, vegetative Störungen mit depressiver Verstimmung, abdominelle Beschwerden ohne objektivierbaren Befund.

KS 7 Daling
Quell(Yuan)-Punkt
Sedierungspunkt

Lage:
Mitte der proximalen Handgelenksbeugefalte, zwischen den Sehnen des M. flexor carpi radialis und M. palmaris longus.

Akupunktur:
Ca. 0,5 cm senkrecht.

Indikation:
Interkostalneuralgie, Handgelenksbeschwerden, Schreibkrämpfe, Herpes zoster, kardiovaskuläre Störungen, Schlaflosigkeit, Ängstlichkeit, Unruhe, Kreislaufschwäche.

KS 8 Laogong

Lage:
Zwischen dem 3. und 4. Mittelhandknochen; bei Faustschluss liegt der Punkt zwischen den Fingerspitzen des Mittel- und Ringfingers.

Akupunktur:
Ca. 0,5 cm senkrecht.

Indikation:
Ekzeme der oberen Extremität, insbesondere der Hand, Paresen der oberen Extremität.

KS 9 Zhongchong
Tonisierungspunkt

Lage:
Am radialen Nagelfalzwinkel des Mittelfingers (bzw. Fingerspitze des Mittelfingers).

Akupunktur:
Ca. 2 mm senkrecht.

Indikation:
Tendinomuskuläre Beschwerden im Bereich der KS-Leitbahn, Brustbeklemmung (kardial bedingt), heiße Handflächen, fieberhafte Erkrankungen, Kreislaufkollaps.

3-Erwärmer-Leitbahn

Hand – Shao Yang
Abk.: 3E
chin.: *3-Erwärmer = San Jiao*
☯ **Yang**
Die kleine (Shao) Yang-Leitbahn der Hand

Charakteristische Steuerungspunkte der 3-Erwärmer-Leitbahn (Abb. 38)

⑩ Sedierungspunkt

⑦ Spalt(Xi)-Punkt

⑤ Passage(Luo)-Punkt
 Schlüsselpunkt des Yangwei Mai

④ Quell(Yuan)-Punkt

③ Tonisierungspunkt

Bl 22 Zustimmungs(Shu)-Punkt,
KG 5 Alarm(Mu)-Punkt, Bl 39 Unterer Einflussreicher (He)-Punkt liegen nicht auf der 3E-Leitbahn

→ Alarmpunkte der 3-Erwärmer-Leitbahn:

KG 17 – Oberer 3-Erwärmer
KG 12 – Mittlerer 3-Erwärmer
KG 7 – Unterer 3-Erwärmer
KG 5 – Hauptalarmpunkt

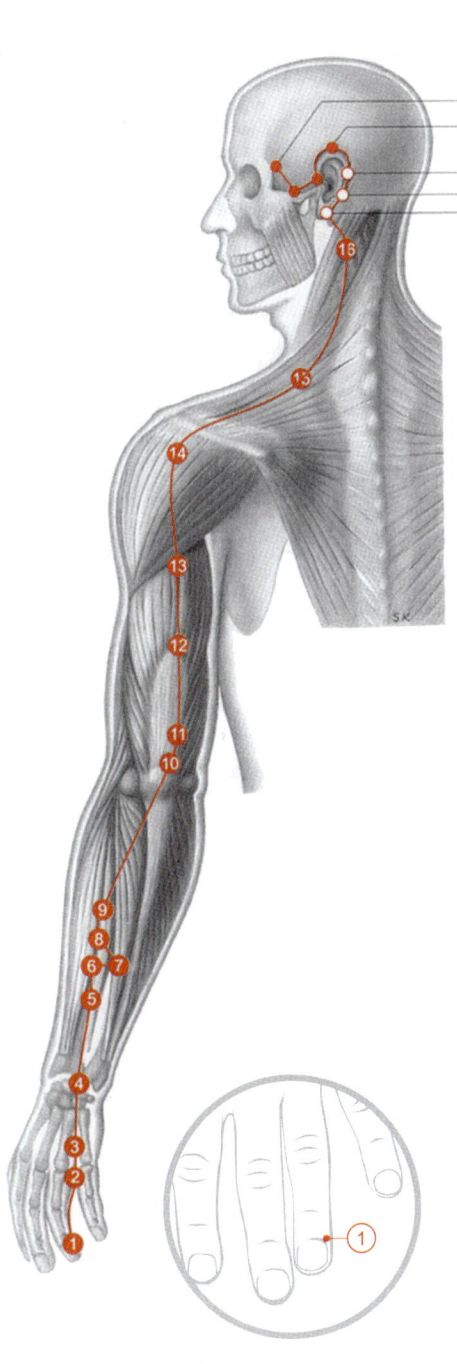

Abb. 38 3-Erwärmer-Leitbahn.

Leitbahnen und Punkte

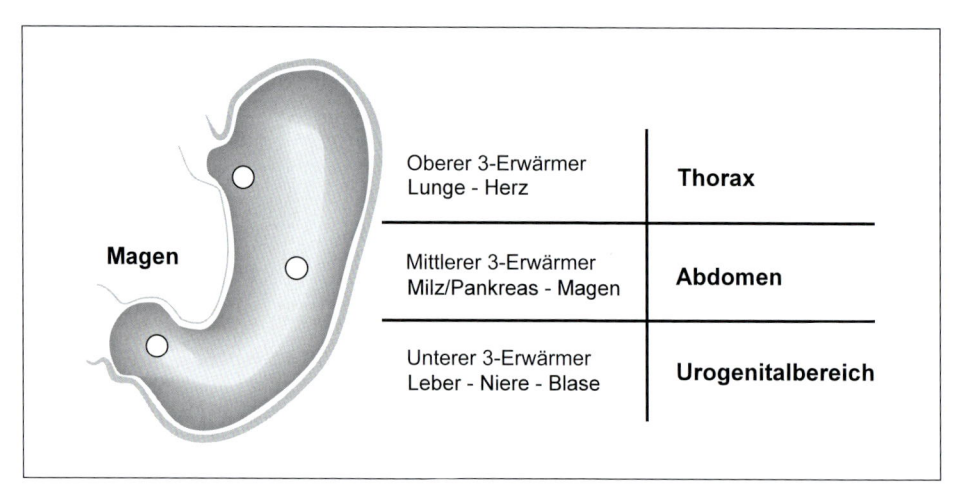

Abb. 39 3-Erwärmer (San Jiao).

Der Funktionsbereich „3-Erwärmer" wird als sechstes „Hohlorgan" gewertet. Der Magen ist das Bezugsorgan mit funktionellen Verbindungen zu den drei Organbereichen Thorax (Lunge/Herz), Abdomen (Magen, Milz/Pankreas) und Urogenitalsystem (Niere/Bl und Leber).

Leitbahnpaar der Hand	
Kreislauf-Leitbahn	= Hand – Jue Yin
3-Erwärmer-Leitbahn	= Hand – Shao Yang

Man unterscheidet einen Oberen, Mittleren und Unteren 3-Erwärmer (Abb. **39**).

Verlauf

Der **äußere Verlauf** beginnt am lateralen Nagelfalzwinkel des Ringfingers (Punkt 3E 1), verläuft über den Handrücken, Außenseite des Unterarmes, Fossa olecrani, Oberarm, Schulter (Punkt 3E 14), dorsal der Ohrmuschel, Schläfengegend und endet mit Punkt 3E 23 am lateralen Ende der Augenbraue in einer deutlich tastbaren Vertiefung (Abb. **40**).

Klinische Anwendung, Funktionsbeziehungen

→ Neuralgien und Parästhesien, Schulter- und Armschmerz.
→ Schläfenkopfschmerz, Migräne, Gesichtsneuralgien.
→ Beziehungen zum Auge und Ohr (Hörschwäche u. a.).

3-Erwärmer-Leitbahn

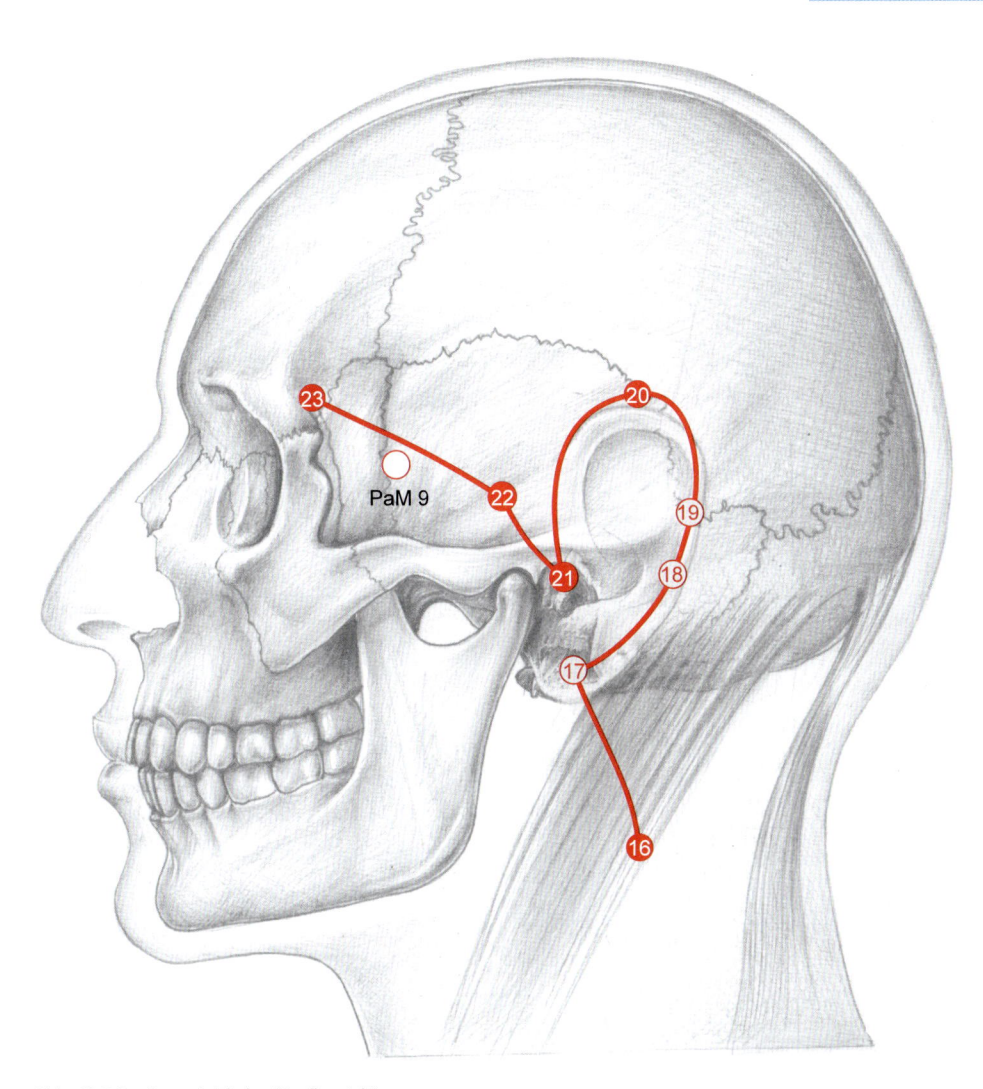

Abb. 40 3-Erwärmer-Leitbahn (Kopfbereich).

Leitbahnen und Punkte

3E 1 Guanchong
Lage:
Am ulnaren Nagelfalzwinkel des Ringfingers.
Akupunktur:
Ca. 2 mm senkrecht.
Indikation:
Tendinomuskuläre Beschwerden im Bereich des Leitbahnverlaufs, Schläfenkopfschmerz, besonders Migräne, Gesichtsneuralgien.

3E 2 Yemen
Lage:
In der Schwimmhaut zwischen den Grundgelenken des 4. und 5. Fingers.
Akupunktur:
2–3 mm schräg.
Indikation:
Schmerzen im Bereich der Hand und des Armes, Kopfschmerzen, Augentränen.

3E 3 Zhongzhu
Tonisierungspunkt
Lage:
Am Handrücken, zwischen Os metacarpale IV und V; bei Faustschluss in Höhe von Dü 3.
Akupunktur:
1–1,5 cm senkrecht.
Indikation:
Ohrensausen, Schwindel, Kopfschmerzen, Paresen der oberen Extremität. Schmerzen des Ellenbogens, Menstruationsstörungen.

3E 4 Yangchi
Quell(Yuan)-Punkt
Lage:
Dorsale Handgelenksfalte, proximal der Basis des Os metacarpale IV, in einer Vertiefung zwischen den Strecksehnen des Kleinfingers und der Sehne des M. extensor digitorum communis.
Akupunktur:
Ca. 0,5 cm senkrecht.
Indikation:
Vasomotorischer Kopfschmerz. Psychophysische Erschöpfung oder Krankheitsanfälligkeit können u. a. Ausdruck einer Unterfunktion des 3-Erwärmers sein.

3E 5 Waiguan
Passage(Luo)-Punkt
Schlüsselpunkt des Yangwei
Lage:
2 Daumenbreiten (2 Cun) proximal der dorsalen Handgelenksfalte, zwischen Radius und Ulna (3E 5 liegt gegenüber KS 6).
Punkt in Supinationsstellung aufsuchen.
Akupunktur:
1,5–2 cm senkrecht.
Indikation:
Wirksamer Punkt bei Paresen der oberen Extremität, rheumatische Beschwerden, Schläfenkopfschmerz, Hauterkrankungen.

3E 6 Zhigou
Lage:
1 Daumenbreite (1 Cun) proximal 3E 5.
Akupunktur:
1,5–2 cm senkrecht.
Indikation:
Schulter- und Armschmerzen, Paresen der oberen Extremität, Obstipation.

3E 7 Huizhong
Spalt(Xi)-Punkt
Lage:
1 Querfinger ulnar 3E 6 am radialen Rand der Ulna in einer Vertiefung.
Akupunktur:
Ca. 1 cm senkrecht.
Indikation:
Punkt mit lokaler Bedeutung.

3E 8 Sanyangluo
Lage:
1 Daumenbreite (1 Cun) proximal 3E 6 oder: 4 Querfinger (3 Cun) proximal der dorsalen Handgelenksfalte.
Akupunktur:
1,5–2 cm senkrecht.
Indikation:
Schmerzzustände im Thorax und Schulterbereich, Interkostalneuralgie, Herpes zoster.

3E 9 Sidu
Lage:
5 Querfinger (3,5 Cun) proximal der dorsalen Handgelenksfalte.
Akupunktur:
0,5–1 cm senkrecht.
Indikation:
Parästhesien der Unterarme, Ohrensausen, Tracheo-Pharyngitis.

3E 10 Tianjing
Sedierungspunkt
Lage:
1 Daumenbreite (1 Cun) proximal der Olekranonspitze in einer tastbaren Vertiefung, die bei leichter Beugung des Unterarmes entsteht.
Akupunktur:
0,5 cm senkrecht.
Indikation:
Beschwerden im Ellenbogenbereich.

3E 13 Naohui
Lage:
Am dorsalen Rand des M. deltoideus, auf der Verbindungslinie: Olekranon – 3E 14, in Höhe der Achselfalte.
Akupunktur:
Ca. 1 cm senkrecht.
Indikation:
Schulter-Arm-Syndrom.

3E 14 Jianliao
Lage:
Bei Abduktion des Armes in Schulterhöhe bilden sich distal vom Akromion zwei Muskelvertiefungen: 3E 14 liegt dorsolateral vom Tuberculum majus humeri; Di 15 liegt in gleicher Höhe, jedoch ventral vom Tuberculum majus.
Akupunktur:
1–1,5 cm senkrecht.
Indikation:
Schulter-Arm-Syndrom (schmerzhafte Abduktion des Armes).

3E 15 Tianliao
Lage:
Auf dem M. trapezius (Schultermitte); ein häufig drucksensibler Punkt. Die topographische Lage kann wegen statischer Veränderungen der Wirbelsäule variieren.
Akupunktur:
1–1,5 cm senkrecht.
Indikation:
Neuralgien der oberen Extremitäten, Schmerzen im Bereich der Schulter, HWS-Syndrom mit Verschlimmerung durch Witterungseinflüsse, Kopfschmerzen.

3E 16 Tianyou
Lage:
Am dorsalen Rand des M. sternocleidomastoideus, in Höhe des Kieferwinkels.
Akupunktur:
1–1,5 cm senkrecht.
Indikation:
Kopfschmerzen, Sehschwäche, HWS-Syndrom, Gehörsturz (bei Druckempfindlichkeit soll dieser Punkt immer in die Therapie miteinbezogen werden), Laryngitis, Pharyngitis.

3E 17 Yifeng
Lage:
In der Vertiefung hinter dem Ohrläppchen zwischen Mandibula und Processus mastoideus.
Punktlokalisation: Mund weit öffnen und schließen.
Akupunktur:
1–1,5 cm schräg.
Indikation:
Ohrgeräusche, Hörschwäche, Hinterkopfschmerz, Laryngitis, Pharyngitis.

3E 18 Chimai
Lage:
1 Querfinger (1 Cun) oberhalb 3E 17, in Höhe des Gehörganges hinter der Ohrmuschel.
Akupunktur:
Ca. 0,5 cm schräg.
Indikation:
Tinnitus.

3E 19 Luxi
Lage:
1 Querfinger (1 Cun) oberhalb 3E 18 hinter der Ohrmuschel.
Akupunktur:
Ca. 0,5 cm schräg.
Indikation:
Tinnitus.

3E 20 Jiaosun
Lage:
Die Ohrmuschel nach vorn klappen: 3E 20 entspricht der Höhe der Ohrspitze.
Akupunktur:
Ca. 0,5 cm schräg.
Indikation:
Zahnschmerzen, seitlicher Kopfschmerz.

3E 21 Ermen

Lage:
Vor der Incisura intertragica superior, in einer Vertiefung, die bei weiter Öffnung des Mundes entsteht.
Akupunktur:
Ca. 0,5 cm schräg.
Indikation:
Tinnitus, Ohrenschmerz.
Punkte mit Beziehung zum Ohr: 3E 21, Dü 19, Gb 2.

3E 22 Erheliao

Lage:
Oberhalb des Os zygomaticum, in Höhe des Ohrmuschelansatzes, hinter der (pulsierenden) A. temporalis.
Akupunktur:
Ca. 0,5 cm schräg.
Indikation:
Schläfenkopfschmerz, Migräne, Tinnitus.

3E 23 Sizhukong

Lage:
In einer Vertiefung neben dem lateralen Ende der Augenbrauen.
Akupunktur:
Ca. 0,3 cm schräg.
Indikation:
Zuckungen der Augenlider, Konjunktivitis, Schläfenkopfschmerz, Migräne, Fazialisparese, Morbus Menière.

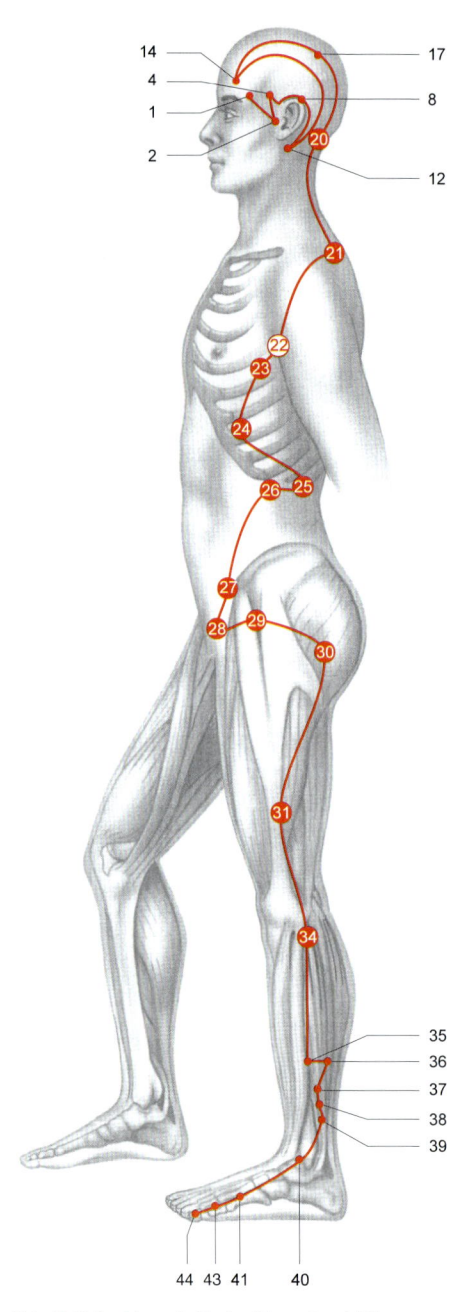

Gallenblasen-Leitbahn

Fuß – Shao Yang

Abk.: Gb
chin.: *Gallenblase = Dan*
☯ **Yang**
Die kleine (Shao)
Yang-Leitbahn des Fußes (Abb. **41**)

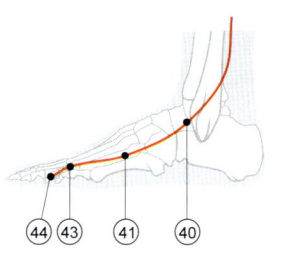

Abb. 41 Gallenblasen-Leitbahn (Gesamtansicht), Fuß – Shao Yang (s. auch Abb. **42** und **43**).

Gallenblase (Dan) und Leber (Gan) sind einander zugeordnete Organe. Ihre Hauptleitbahnen bilden ein Leitbahnpaar des Fußes.

Leitbahnpaar des Fußes	
Leber-Leitbahn	= Fuß – Jue Yin
Gallenblasen-Leitbahn	= Fuß – Shao Yang

Verlauf

Der **äußere Verlauf** beginnt am lateralen Augenwinkel, zieht vor die Incisura intertragica; von dort über die Schläfengegend zum Os mastoideum (Gb 12), wieder zurück zum Stirnbereich (Gb 14), nochmals zum Hinterkopf (Gb 20, Abb. **42**) und über die laterale Körperseite zum Endpunkt Gb 44, am lateralen Nagelfalzwinkel der 4. Zehe.

Klinische Anwendung, Funktionsbeziehungen

→ Schmerzen oder Beschwerden, die „wie der Wind" auftreten:
  - Blitzartig auftretende Schmerzen (Migräne, Trigeminusneuralgie u. a.),
  - einschießende Schmerzen (Hexenschuss u. a.),
  - „drehende" oder „wechselnde" Beschwerden (Schwindel, Augenflimmern),
  - ortswechselnde Schmerzen,
  - plötzlich auftretende Beschwerden (Schüttelfrost),
  - Störungen der Muskelkoordination und Muskelbewegung, Muskelkrämpfe,
  - „Seitenschmerz", entsprechend dem Leitbahnverlauf von Le und Gb.
→ Psychosomatische Entsprechungen wie Zorn, Wut („die Galle läuft über"), mangelnde Entschlusskraft, depressive Verstimmung (s. Abb. **45**).

Leitbahnen und Punkte

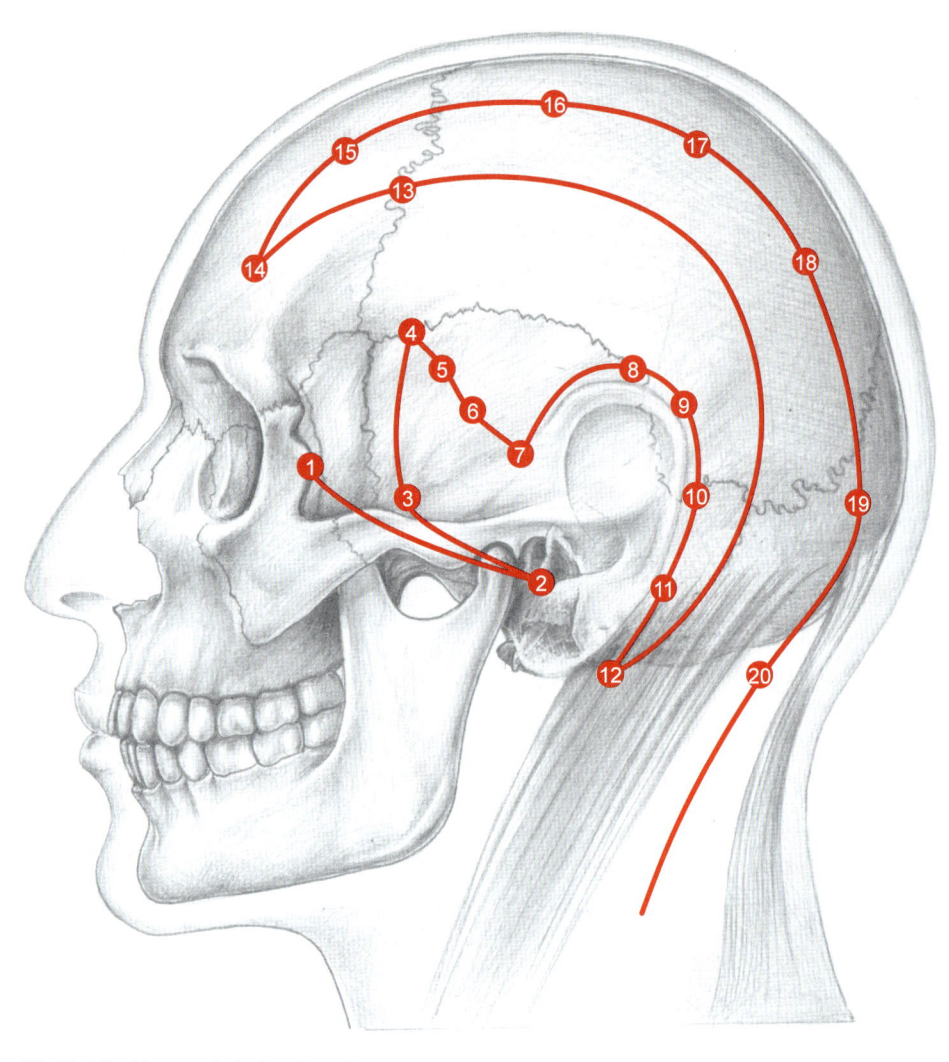

Abb. 42 Gallenblasen-Leitbahn (Kopfbereich).

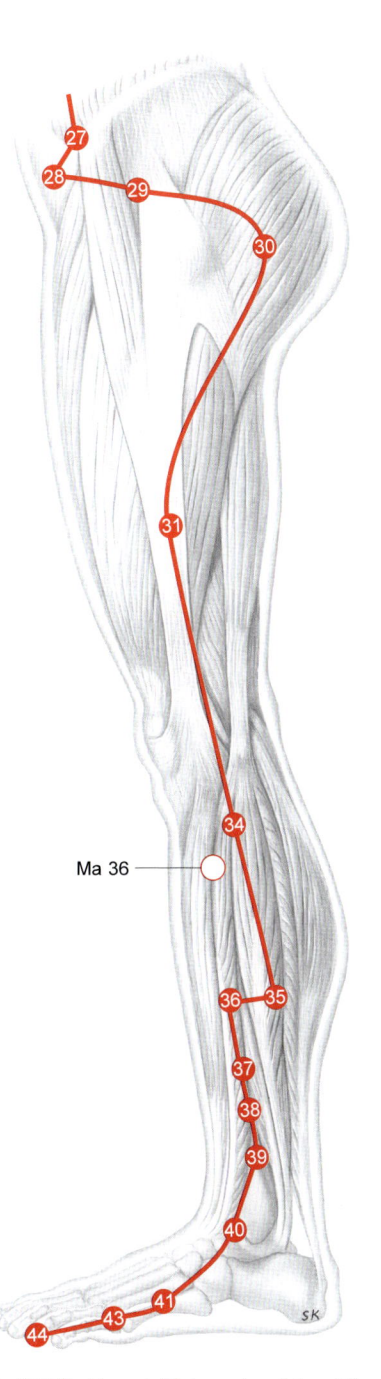

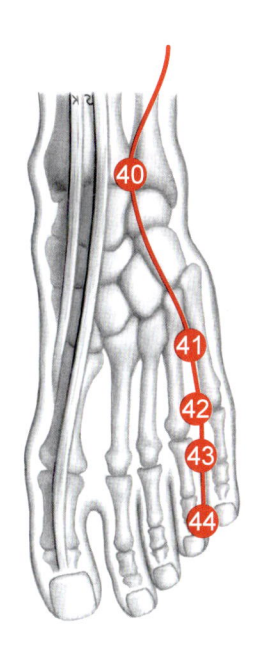

Gallenblasen-Leitbahn

Ma 36

Charakteristische Steuerungspunkte der Gallenblasen-Leitbahn (Abb. 43)

- ㊱ Spalt(Xi)-Punkt
- ㊲ Passage(Luo)-Punkt
- ㊳ Sedierungspunkt
- ㊵ Quell(Yuan)-Punkt
- ㊶ Schlüsselpunkt des Dai Mai
- ㊸ Tonisierungspunkt

Gb 24 Alarm(Mu)-Punkt
Gb 34 Unterer Einflussreicher (He)-Punkt

Bl 19 Zustimmungs(Shu)-Punkt liegt nicht auf der Gallenblasen-Leitbahn

Abb. 43 Gallenblasen-Leitbahn, untere Extremität.

Gb 1 Tongziliao

Lage:
1/2 Daumenbreite (0,5 Cun) dorsal vom lateralen Augenwinkel, in einer deutlich tastbaren Vertiefung.

Akupunktur:
0,5 cm schräg nach lateral.

Indikation:
Entzündliche Augenerkrankungen, wechselnde Sehstärke, Schläfenkopfschmerz, Migräne, Trigeminusneuralgie, Fazialisparese.

Gb 2 Tinghui

Lage:
Dorsal vom Condylus mandibulae, in Höhe der Incisura intertragica, in einer Vertiefung. (Lokalisation des Punktes beim Öffnen und Schließen des Mundes.)

Akupunktur:
Ca. 1 cm senkrecht.

Indikation:
Arthritis des Kiefergelenks, Ohrgeräusche, otogener Schwindel, Otitis media, Juckreiz in den Ohren, M. Menière.

Gb 3 Shangguan

Lage:
Oberhalb des Punktes Ma 7, am oberen Rand des Jochbeinbogens, in einer deutlich fühlbaren Delle (Punktsuche beim Öffnen und Schließen des Mundes).

Akupunktur:
Ca. 0,5 cm senkrecht.

Indikation:
Kopfschmerzen, Migräne, Trigeminusneuralgie, Fazialisparese, Ohrensausen.

Gb 4 Hanyan

Lage:
4 Querfinger oberhalb des lateralen Orbitalwinkels auf der Sutura frontoparietalis, 1 Daumenbreite (1 Cun) unterhalb Ma 8. Punktsuche: Palpation bei Kaubewegung des M. temporalis; im vorderen Anteil des Muskels liegt Gb 4 in einer Vertiefung.

Akupunktur:
Ca. 1 cm schräg.

Indikation:
Beziehungen zu Auge, Ohr und Nase, Migräne.

Gb 7 Qubin

Lage:
Im Schnittpunkt der horizontalen Linie in Höhe der Ohrmuschelspitze und einer senkrechten Linie am Vorderrand der Ohrmuschel.

Akupunktur:
Ca. 1 cm schräg.

Indikation:
Tinnitus, M. Menière, Augenkrankheiten.

Gb 8 Shuaigu

Lage:
2 Querfinger (1,5 Cun) oberhalb der höchsten Rundung der Ohrmuschel, in einem Knochengrübchen.

Akupunktur:
Ca. 1 cm schräg.

Indikation:
Tinnitus, migräneartige Kopfschmerzen, insbesondere Schläfenkopfschmerz, Benommenheit.

Hinweis: Die Punkte Gb 5, Gb 6, Gb 10, Gb 11 werden nicht dargestellt, da sie nur geringe therapeutische Bedeutung haben.

Gb 12 Wangu
Lage:
Am unteren Rand des Proc. mastoideus, in einer Delle an der Ansatzstelle des M. sternocleidomastoideus (beim Aufsuchen des Punktes Kopf nach vorn beugen).
Akupunktur:
Ca. 0,5 cm schräg.
Indikation:
Schwindelzustände, Gleichgewichtsstörungen, Fazialisparese, Okzipitalneuralgie, Zervikalsyndrom.

Gb 13 Benshen
Lage:
4 Querfinger (3 Cun) senkrecht oberhalb des äußeren Augenwinkels, im Bereich des vorderen Haaransatzes.
Akupunktur:
0,5–1 cm schräg.
Indikation:
Schmerzen in der Nackenmuskulatur, tendinomuskuläre Beschwerden, Schwindel, Schmerzen im Augapfel.

Gb 14 Yangbai
Lage:
1 Daumenbreite (1 Cun) oberhalb der Augenbrauen, senkrecht über der Pupille.
Akupunktur:
Ca. 0,5 cm schräg in Richtung Augenbrauen.
Indikation:
Stirnkopfschmerz, Migräne mit Augenbeteiligung, Konjunktivitis, Sehstörungen, Ptosis der Augenlider, Sinusitis frontalis, Nachtblindheit.

Gb 20 Fengchi
Lage:
Knapp unterhalb des Os occipitale in der Vertiefung zwischen den Muskelansätzen des M. sternocleidomastoideus und M. trapezius.
Akupunktur:
Ca. 2–3 cm, in Richtung der Augenhöhle der Gegenseite.
Indikation:
Hauptpunkt bei allen wind-/zugluftabhängigen Erkrankungen im Kopf- und Zervikalbereich, Zervikalsyndrom, Migräne, Tortikollis, Tinnitus, M. Menière, Ohrgeräusche, Hypertonie, Augenkrankheiten (wechselnde Sehschärfe), Allergie.

Gb 21 Jiangjing
Lage:
Mitte der Verbindung von Akromion und LG 14.
Akupunktur:
Ca. 1 cm senkrecht.
Indikation:
Zervikalsyndrom, Schulter-Arm-Syndrom.

Gb 22 Yuanye
Lage:
1 Handbreite (3 Cun) unterhalb der vorderen Achselfalte im 4. Interkostalraum.
Akupunktur:
Ca. 0,5 cm schräg.
Indikation:
Interkostalneuralgie, Pleuritis.

Hinweis: Die Punkte Gb 15, Gb 16, Gb 17, Gb 18, Gb 19 werden nicht dargestellt, da sie nur geringe therapeutische Bedeutung haben.

Gb 23 Zhejin
Lage:
In der vorderen Axillarlinie, im 5. Interkostalraum.
Akupunktur:
0,5–1 cm schräg.
Indikation:
Cholezystopathie, Gallenkoliken.

Gb 24 Riyue
Alarm(Mu)-Punkt der Gallenblase
Lage:
Schnittpunkt der Mammillarlinie im 7. Interkostalraum.
Akupunktur:
0,5–1 cm schräg.
Indikation:
Migräne bei Cholezystopathie, Interkostalneuralgie, Cholezystitis, Meteorismus, Übelkeit, Erbrechen ohne erkennbare Ursache.
Wirkbeziehung von Gb 24 zur Gallenblase besteht über den ventralen Ast des Spinalnervs.

Gb 25 Jingmen
Alarm(Mu)-Punkt der Niere
Lage:
Am freien Ende der 12. Rippe.
Akupunktur:
0,5–1 cm senkrecht.
Indikation:
Nephropathie.
Wirkbeziehung von Gb 25 zur Niere besteht über den ventralen Ast des Spinalnervs.

Gb 26 Daimai
Lage:
Schnittpunkt: Nabelhöhe – freies Ende der 11./12. Rippe, vordere Axillarlinie.
Akupunktur:
1–2 cm senkrecht.
Indikation:
Gynäkologische Erkrankungen, Schmerzen im Unterleib, Lumbago, Ischias.

Gb 27 Wushu
Lage:
1 Handbreite (3 Cun) unterhalb und vor Gb 26.
Akupunktur:
1–1,5 cm senkrecht.
Indikation:
Schmerzen im unteren Abdomen, Lumbalgie.

Gb 28 Weidao
Lage:
1/2 Daumenbreite (0,5 Cun) vor und unterhalb der Spina iliaca anterior superior.
Akupunktur:
Ca. 1 cm senkrecht.
Indikation:
Ödeme, Schmerzzustände in den Beinen.

Gallenblasen-Leitbahn

Gb 30 Huantiao

Lage:
Auffinden des Punktes in Seitenlage bei gebeugtem Hüftgelenk; der Punkt liegt zwischen mittlerem und lateralem Drittel der Verbindungslinie: Spitze des Trochanter major und dorsaler Mittellinie (Unterrand des Os sacrum).
Akupunktur:
Ca. 3–4 cm senkrecht.
Indikation:
Wirksamer Punkt bei Schmerzen und Paresen der unteren Extremität, Kreuzschmerzen, Koxarthrose, Ischialgie.

Gb 31 Fengshi

Lage:
Aufrecht stehender Patient mit gestreckt anliegendem Arm auf dem lateralen Oberschenkel (Tractus iliotibialis): Der Punkt liegt an der Spitze des Mittelfingers.
Akupunktur:
Ca. 2 cm senkrecht.
Indikation:
Ischialgie, Paresen der unteren Extremität, lateraler Oberschenkelschmerz.

Gb 34 Yanglingquan
Unterer Einflussreicher(He)-Punkt der Gallenblase
„Meisterpunkt der Muskeln und Sehnen"

Lage:
1 Daumenbreite (1 Cun) vor und unterhalb des Fibulaköpfchens, in einer Vertiefung zwischen M. peronaeus longus und M. extensor digitorum longus. Punktsuche bei leicht gebeugtem Unterschenkel.
Akupunktur:
Ca. 2 cm senkrecht (oder Durchstechen bis MP 9).
Indikation:
Spasmen und Durchblutungsstörungen der unteren Extremität, Cholezystopathie, „Seitenschmerz" entsprechend dem Verlauf der Gallenblasen-Leitbahn.

Gb 35 Yangjiao

Lage:
9 Querfinger (7 Cun) proximal der Spitze des Malleolus lateralis, am Hinterrand der Fibula.
Akupunktur:
1,5–2 cm senkrecht.
Indikation:
Schmerzen im Bereich des lateralen Unterschenkels.

Leitbahnen und Punkte

Gb 36 Waiqiu
Spalt(Xi)-Punkt
Lage:
1 Daumenbreite (1 Cun) dorsal Gb 35. (Vorderrand der Fibula.)
Akupunktur:
1–2 cm senkrecht.
Indikation:
Vorwiegend bei akuten Störungen der Gallenblasenfunktion (insbesondere wenn der Punkt druckempfindlich ist).

Gb 37 Guangming
Passage(Luo)-Punkt
Lage:
2 Querfinger (1,5 Cun) distal der Mitte zwischen Gb 34 und der Spitze des Malleolus lateralis am Vorderrand der Fibula.
Anmerkung: Die Lage der Punkte Gb 37, Gb 38, Gb 39 wird in der Literatur unterschiedlich angegeben (am Vorderrand bzw. am Hinterrand der Fibula). Hilfreich ist eine Orientierung aufgrund der Drucksensibilität.
Akupunktur:
1–2 cm senkrecht.
Indikation:
Migräne, Pruritus, Augenerkrankungen.

Gb 38 Yangfu
Sedierungspunkt
Lage:
5 Querfinger (4 Cun) proximal der Spitze des Malleolus lateralis, am dorsalen Rand der Fibula.
Akupunktur:
0,5–1 cm senkrecht.
Indikation:
„Herumziehende" Schmerzen im ganzen Körper, Migräne, Pruritus, Augenerkrankungen.

Gb 39 Xuanzhong
Lage:
4 Querfinger (3 Cun) proximal der Spitze des Malleolus lateralis, am dorsalen Rand der Fibula (gegenüber MP 6).
Akupunktur:
1–2 cm senkrecht, dorsal der Fibula.
Indikation:
Migräne cervicale.

Gb 40 Qiuxu
Quell(Yuan)-Punkt
Lage:
Im Schnittpunkt senkrecht und waagerecht unterhalb des Malleolus lateralis, in einer Vertiefung lateral der Sehne des M. extensor digitorum longus.
Akupunktur:
0,5–1 cm senkrecht, in Richtung Hohlfuß.
Indikation:
Schmerzen im lateralen Thoraxbereich, Beschwerden im Sprunggelenk.

Gb 41 Zulinqi
Schlüsselpunkt des Dai Mai

Lage:
Im proximalen Winkel zwischen Os metatarsale IV und V.

Akupunktur:
Ca. 0,5 cm senkrecht.

Indikation:
Wirksamer Punkt bei allen Gelenksleiden, Kopfschmerzen, Augenerkrankungen, Hörstörungen. Gb 41 ist der zuständige „Schlüsselpunkt", über den die außerordentliche Leitbahn Dai Mai für die Therapie „geöffnet" wird.

Gb 43 Xiaxi
Tonisierungspunkt

Lage:
Zwischen den Grundgelenken der 4. und 5. Zehe in der Schwimmhaut.

Akupunktur:
Ca. 0,5 cm senkrecht.

Indikation:
Tinnitus, Interkostalneuralgie, Schläfenkopfschmerz.

Gb 44 Zuqiaoyin

Lage:
Am lateralen Nagelfalzwinkel der 4. Zehe.

Akupunktur:
Ca. 2 mm senkrecht.

Indikation:
Tendinomuskuläre Beschwerden im Bereich der Gallenblasen-Leitbahn.

Leber-Leitbahn

Fuß – Jue Yin
Abk.: Le
chin.: *Leber = Gan*

☯ **Yin**
Die abnehmende (Jue)
Yin-Leitbahn des Fußes (Abb. **44**)

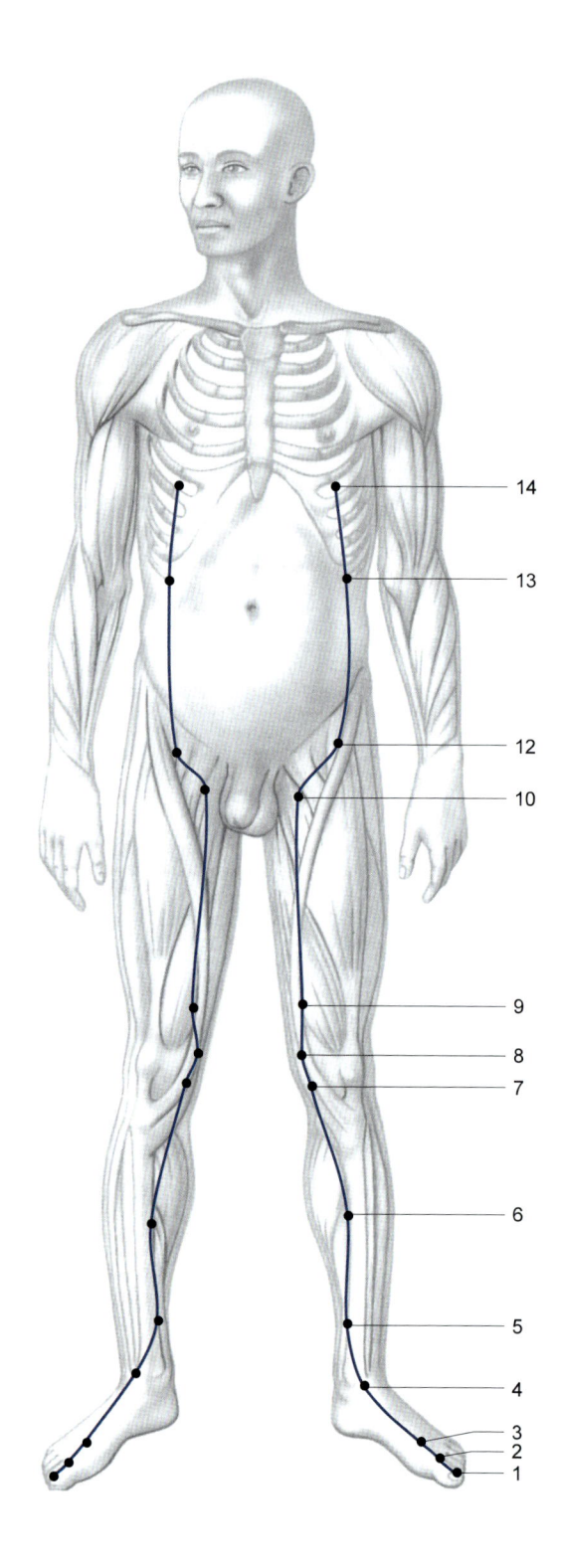

Abb. 44 Leber-Leitbahn (Gesamtansicht), Fuß – Jue Yin.

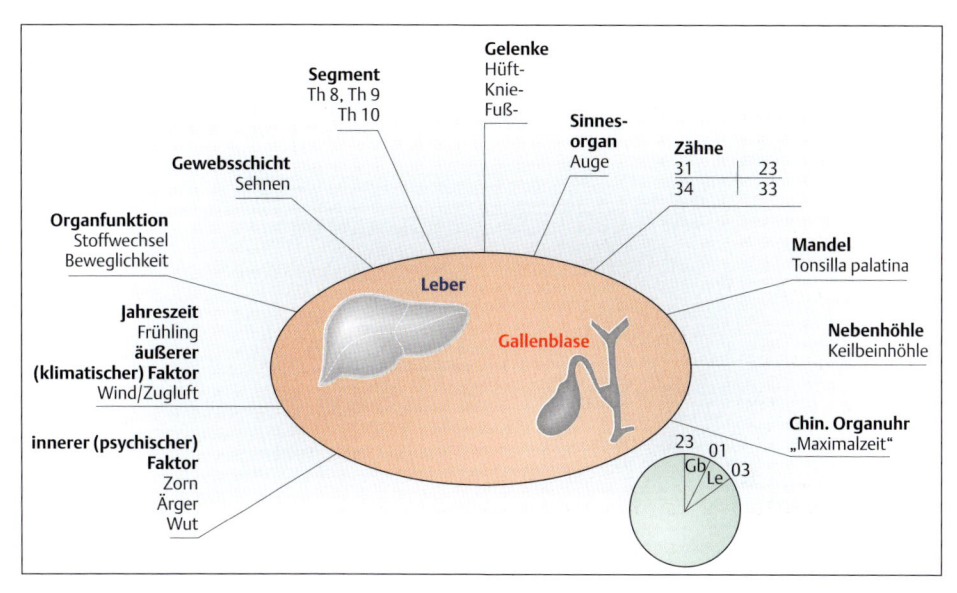

Abb. 45 Funktionsbeziehungen des Leitbahnpaares Leber (Gan) – Gallenblase (Dan) zum Gesamtorganismus und zur Umwelt (modif. n. König u. Wancura, Voll, Kramer, Gleditsch).

Leber (Gan) und Gallenblase (Dan) sind einander zugeordnete Organe. Ihre Hauptleitbahnen bilden ein Leitbahnpaar des Fußes.

Leitbahnpaar des Fußes	
Leber-Leitbahn	= Fuß – Jue Yin
Gallenblasen-Leitbahn	= Fuß – Shao Yang

Verlauf

Der **äußere Verlauf** beginnt am lateralen (!) Nagelfalzwinkel der Großzehe, zieht über den Fußrücken zur Innenseite des Unterschenkels, zum Skarpa-Dreieck des Oberschenkels, zur Symphyse, seitlichen Bauchwand bis zum freien Ende der 11. Rippe (Le 13). Die Leber-Leitbahn endet mit Punkt Le 14 im 6. ICR in der Mammillarlinie.

Klinische Anwendung, Funktionsbeziehungen

→ Störungen der Verdauung bzw. des Stoffwechsels.
→ Augenerkrankungen. (Das Auge ist das „Sinnesorgan der Leber".)
→ Gynäkologische und urologische Erkrankungen.
→ Wind(Zugluft)-Einwirkung als häufige Krankheitsursache mit einer typischen, dem Wind ähnlichen Symptomatik: plötzlich auftretende und rasch wechselnde Beschwerden, Drehschwindel, Spasmen, Migräne, Augenflimmern u. a.
→ Psychosomatische Entsprechungen wie aggressive Grundstimmung, Zorn, Furcht, Wut, Ärger (Volksmund: „Dem ist eine Laus über die Leber gelaufen") werden über die Leber-Leitbahn behandelt. Ein cholerisches Temperament lässt eine Lebererkrankung vermuten (Abb. 45).

Leitbahnen und Punkte

Charakteristische Steuerungspunkte der Leber-Leitbahn (Abb. 46)

- ⑭ Alarm(Mu)-Punkt
- ⑧ Tonisierungspunkt
- ⑥ Spalt(Xi)-Punkt
- ⑤ Passage(Luo)-Punkt
- ③ Quell(Yuan)-Punkt
- ② Sedierungspunkt

Bl 18 Zustimmungs(Shu)-Punkt liegt nicht auf der Leber-Leitbahn

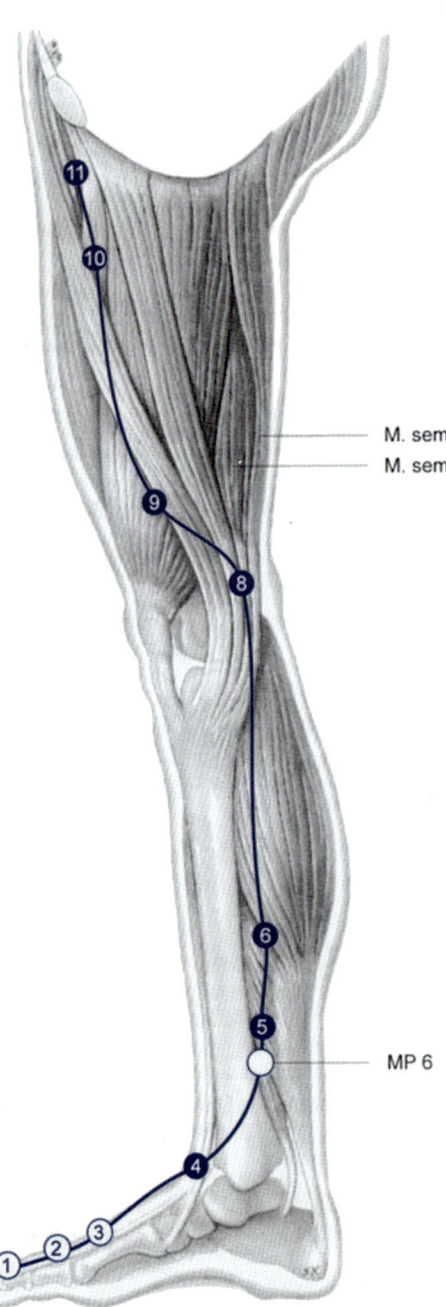

Abb. 46 Leber-Leitbahn, untere Extremität.

Le 1 Dadun
Lage:
Lateraler Nagelfalzwinkel der Großzehe.
Akupunktur:
Ca. 2 mm senkrecht.
Indikation:
Tendinomuskuläre Beschwerden im Leitbahnverlauf.

Le 2 Xingjian
Sedierungspunkt
Lage:
In der Schwimmhaut zwischen den Grundgelenken der 1. und 2. Zehe.
Akupunktur:
Ca. 0,5 cm senkrecht.
Indikation:
Le 2 zusammen mit Le 3 zur Spasmolyse, z. B. bei Uteruskrämpfen.
Le 2 zusammen mit Gb 43 bei akuter Erhöhung des Augendrucks.

Le 3 Taichong
Quell(Yuan)-Punkt
Lage:
Im proximalen Winkel zwischen dem Os metatarsale I und II.
Akupunktur:
Ca. 1 cm senkrecht.
Indikation:
Spasmolytische Wirkung, z. B. spastische Obstipation, krampfartige Leibschmerzen ohne objektivierbaren Befund, Störungen der Sexualfunktion (Impotenz, Frigidität).

Le 4 Zhongfeng
Lage:
1 Querfinger (1 Cun) vor dem Malleolus medialis, zwischen den Sehnen des M. extensor hallucis longus und M. tibialis anterior.
Akupunktur:
0,5–1 cm senkrecht.
Indikation:
Urogenitalerkrankungen, Neigung zu kalten und feuchten Füßen, Schmerzen im medialen Fußgelenk.

Le 5 Ligou
Passage(Luo)-Punkt
Kreuzungspunkt Le 5, MP 6, Ni 8
Lage:
$6^{1}/_{2}$ Querfinger (5 Cun) über der Spitze des Malleolus medialis, am dorsalen Rand der Tibia.
Akupunktur:
Ca. 1–2 cm senkrecht.
Indikation:
Gynäkologische und urologische Erkrankungen.

Le 6 Zhongdu
Spalt(Xi)-Punkt
Lage:
Am dorsalen Tibiarand, Mitte der Strecke zwischen der Spitze des Malleolus medialis und der oberen Tibiagrenze.
Akupunktur:
1–1,5 cm senkrecht.
Indikation:
Hauterkrankungen (Pruritus, akute Dermatitis u. a.), vorwiegend bei akuten Störungen der Leberfunktion (insbesondere wenn der Punkt druckempfindlich ist).

Le 7 Xiguan
Lage:
Im hinteren und unteren Anteil des Condylus medialis, 1 Daumenbreite (1 Cun) dorsal von MP 9.
Akupunktur:
Ca. 0,5 cm senkrecht.
Indikation:
Schmerzen im Kniegelenk.

Le 8 Ququan
Tonisierungspunkt
Lage:
Bei gebeugtem Knie: am dorsalen Ende der Kniegelenksbeugefalte, zwischen den Sehnen des M. semimembranosus und M. semitendinosus, in einer deutlich tastbaren Delle über dem Gelenkspalt.
Akupunktur:
0,5–1 cm senkrecht.
Indikation:
Hepatopathie, Urogenitalerkrankungen, Störungen der Sexualfunktion (Impotenz, Frigidität).

Le 9 Yinbao
Lage:
5 Querfinger (ca. 4 Cun) proximal vom Epicondylus medialis femoris, zwischen dem M. sartorius und M. vastus medialis.
Akupunktur:
Ca. 1,5 cm senkrecht.
Indikation:
Lumbago, unregelmäßige Menstruation.

Le 10 Wuli
Lage:
Innenseite des Oberschenkels, 1 Handbreite (3 Cun) unterhalb Ma 30. (Ma 30 liegt am Oberrand der Symphyse, 2 Daumenbreiten lateral der Medianlinie.)
Indikation:
Vorwiegend lokale Wirkbeziehung.

Le 11 Yinlian
Lage:
Innenseite des Oberschenkels, 2 Daumenbreiten (2 Cun) unterhalb Ma 30.
Indikation:
Vorwiegend lokale Wirkbeziehung.

Le 12 Jimai
Lage:
1 Daumenbreite (1 Cun) unterhalb der Symphyse, am Schnittpunkt von M. sartorius und M. iliopsoas (Skarpa-Dreieck).
Akupunktur:
Ca. 1 cm senkrecht.
Cave: beachte den Verlauf der Blutgefäße und des N. femoralis!
Indikation:
Urologische und gynäkologische Störungen, genitale Erkrankungen.

Le 13 Zhangmen

Alarm(Mu)-Punkt von Milz/Pankreas
„Meisterpunkt der Speicher(Zang)-Organe"

Lage:
Am freien Ende der 11. Rippe.

Akupunktur:
1–1,5 cm schräg.

Indikation:
Leibschmerzen, Verdauungsstörungen, Roemheld-Syndrom, Hepatopathie, Pankreopathie.

Le 14 Qimen

Alarm(Mu)-Punkt der Leber

Lage:
Im 6. Interkostalraum auf der Mammillarlinie.

Akupunktur:
1–1,5 cm schräg.

Indikation:
Organerkrankungen der Leber, Interkostalneuralgie, Thoraxschmerzen, Kopfschmerzen nach den Mahlzeiten. Wirkbeziehung über den ventralen Ast des Spinalnervs.

Konzeptions- und Lenkergefäß

Abk.: KG
LG
chin.: *Ren Mai*
Du Mai

Im Anschluss an die zwölf beiderseits angelegten Hauptleitbahnen werden die zwei unpaarigen Leitbahnen dargestellt, die miteinander in unmittelbarem Funktionszusammenhang stehen:
→ Das Konzeptionsgefäß (KG = Ren Mai), das der Energiequalität Yin entspricht und in der ventralen Medianlinie verläuft (Abb. **47**).
→ Das Lenkergefäß (LG = Du Mai), das der Energiequalität Yang entspricht und in der dorsalen Medianlinie verläuft (Abb. **48**).

→ Das Konzeptionsgefäß steht in Beziehung zu allen Yin-Leitbahnen.
→ Das Lenkergefäß steht in Beziehung zu allen Yang-Leitbahnen.

Konzeptions- und Lenkergefäß zählen zu den acht außerordentlichen Leitbahnen („Wundermeridiane"). Beide Gefäße haben ihren Ursprung in den Nieren.

Aus der Topographie dieser beiden außerordentlichen Leitbahnen wird – für die Akupunktur charakteristisch – wieder die Yin-Yang-Polarität erkennbar.

Beachte

Im Gegensatz zu den Hauptleitbahnen der Zang- und Fu-Organe besitzen Konzeptions- und Lenkergefäß keine Steuerungspunkte.

Konzeptionsgefäß Ren Mai

Abk.: KG
chin.: *Konzeption = Ren*
 Gefäß = Mai

☯ **Yin**

Alarm(Mu)-Punkte

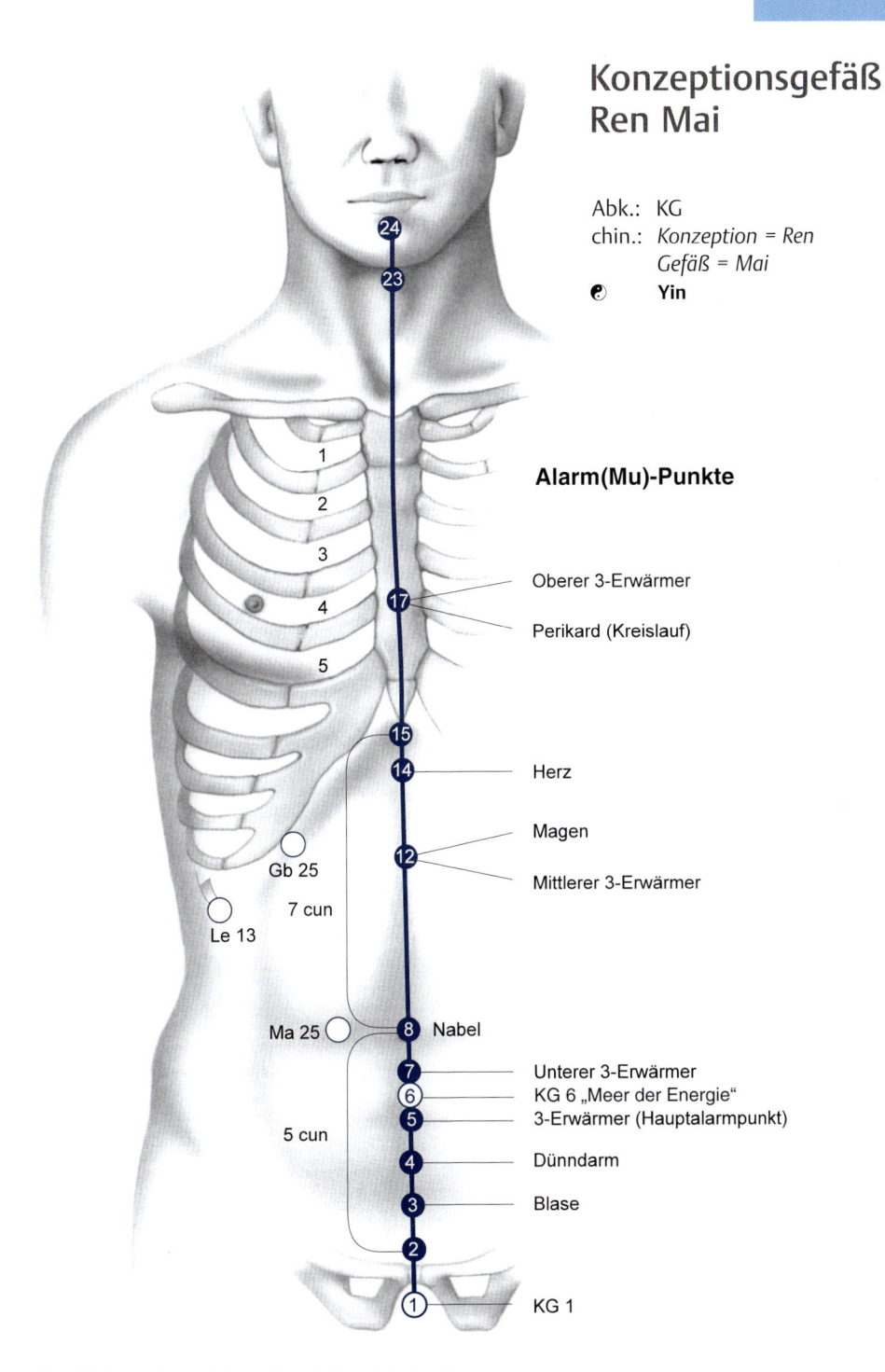

- 17 — Oberer 3-Erwärmer
- 17 — Perikard (Kreislauf)
- 14 — Herz
- 12 — Magen
- 12 — Mittlerer 3-Erwärmer
- 7 — Unterer 3-Erwärmer
- 6 — KG 6 „Meer der Energie"
- 5 — 3-Erwärmer (Hauptalarmpunkt)
- 4 — Dünndarm
- 3 — Blase
- 1 — KG 1

Abb. 47 Konzeptionsgefäß Ren Mai mit Alarm(Mu)-Punkten.

Leitbahnen und Punkte

Verlauf

Der Verlauf des Konzeptionsgefäßes (Abb. **47**) beginnt mit dem Punkt KG 1 in der Regio perinealis zwischen Anus und der dorsalen Kommissur der großen Labien bzw. dem hinteren Skrotalrand und zieht über die Symphysenmitte als ventrale Medianlinie bis zum Punkt KG 24 zwischen Kinn und Unterlippe.

Klinische Anwendung

→ Herzschmerzen,
→ Bronchitis,
→ Asthma bronchiale,
→ Erkrankungen im Mund-, Rachen- und Kehlkopfbereich,
→ Fazialisparese,
→ Trigeminusneuralgie,
→ Fluor albus,
→ psychische Störungen im Wochenbett,
→ Menstruationsstörungen,
→ schmerzhaftes Wasserlassen,
→ Kreislaufstörungen,
→ Hyperhidrosis,
→ psychophysische Erschöpfung,
→ gastrointestinale Erkrankungen.

Beachte

Beachte den Schlüsselpunkt Lu 7, der die Therapie über das Konzeptionsgefäß „öffnet".

KG 1 Huiyin

Lage:
Regio perinealis. Siehe Verlauf!
Akupunktur:
0,5–1 cm senkrecht.
Indikation:
Gynäkologische und urogenitale Störungen: z. B. Menstruationsstörungen, Uterusprolaps, Analprolaps, Urethritis, Schmerzen im Urogenitalbereich.

KG 2 Qugu

Lage:
Am Oberrand der Symphysenmitte.
Akupunktur:
0,5 cm senkrecht.
Indikation:
Gynäkologische und urogenitale Störungen, Lumbosakralschmerz.

KG 3 Zhongij

Alarm(Mu)-Punkt der Blase
Lage:
1 Daumenbreite (1 Cun) kranial der Symphysenmitte.
Akupunktur:
Ca. 1 cm senkrecht.
Indikation:
Primär urologische Erkrankungen, wirkt auf die Blutzirkulation im Uterus.

KG 4 Guanyuan
Alarm(Mu)-Punkt des Dünndarms

Lage:
2 Daumenbreiten (2 Cun) kranial der Symphysenmitte.
Akupunktur:
1–1,5 cm senkrecht.
Indikation:
Hauptpunkt bei Erkrankungen im Urogenitalbereich, Hitzewallungen im Klimakterium.

KG 5 Shimen
Alarm(Mu)-Punkt des 3-Erwärmers

Lage:
3 Daumenbreiten (3 Cun) kranial der Symphysenmitte.
Akupunktur:
1–1,5 cm senkrecht.
Indikation:
Wie KG 4.

KG 6 Qihai
„Meer der Energie"

Lage:
2 Querfinger (1,5 Cun) unterhalb des Nabels.
Akupunktur:
1–1,5 cm senkrecht.
Indikation:
Erschöpfungszustände, Antriebslosigkeit, essenzielle Hypotonie, kräftigt den ganzen Körper.

KG 7 Yinjiao
Alarm(Mu)-Punkt des Unteren 3-Erwärmers

Lage:
1 Daumenbreite (1 Cun) unterhalb des Nabels.
Akupunktur:
0,5–1 cm senkrecht.
Indikation:
Urogenitale und gynäkologische Erkrankungen.

KG 8 Shenque

Lage:
Nabelmitte.
Akupunktur:
Keine Nadelung, nur Moxa!
Indikation:
Kalte Gliedmaßen, abdominelle Beschwerden, therapieresistente Diarrhö.

KG 9 Shuifen

Lage:
1 Daumenbreite (1 Cun) kranial des Nabels.
Akupunktur:
0,5–1 cm senkrecht.
Indikation:
Regulierung des Wasserhaushaltes, Anregung der Diurese, abdominelle Beschwerden im Oberbauch.

KG 10 Xiawan
Lage:
2 Querfinger (1,5 Cun) kranial des Nabels.
Akupunktur:
0,5–1 cm senkrecht.
Indikation:
Stoffwechselstörungen, Gastritis, Ulcus duodeni/ventriculi.

KG 11 Jianli
Lage:
3 Querfinger (2 Cun) kranial des Nabels.
Akupunktur:
0,5–1 cm senkrecht.
Indikation:
Appetitlosigkeit, Magenbeschwerden, Meteorismus.

KG 12 Zhongwan
Alarm(Mu)-Punkt des Magens und des Mittleren 3-Erwärmers
„Meisterpunkt der Hohl(Fu)-Organe"
Lage:
Mitte zwischen Xiphoidspitze und Nabel.
Akupunktur:
0,5–1 cm senkrecht.
Indikation:
Wirksamer Punkt bei allen Magenerkrankungen.

KG 13 Shangwan
Lage:
5 Querfinger (3,5 Cun) oberhalb des Nabels (= 2 Daumenbreiten [2 Cun] kaudal der Xiphoidspitze).
Akupunktur:
0,5–1 cm.
Indikation:
Magenulkus, Gastritis, Singultus, Roemheld-Symptomenkomplex.

KG 14 Juque
Alarm(Mu)-Punkt des Herzens
Lage:
1 Daumenbreite (1 Cun) kaudal von der Xiphoidspitze.
Akupunktur:
Ca. 1 cm schräg nach kaudal.
Indikation:
Funktionelle Herzbeschwerden (Tachykardie, Herzangst, Herzschmerzen u. a.).

KG 15 Jiuwei
Lage:
Auf der Xiphoidspitze.
Akupunktur:
0,5–1 cm schräg nach kaudal.
Indikation:
Allgemeiner Beruhigungspunkt, Herzschmerzen, Magenschmerzen, Singultus.

KG 16 Zhongting
Lage:
Am Übergang vom Corpus sterni zum Processus xiphoideus in Höhe des 5. ICR.
Akupunktur:
0,5 cm schräg.
Indikation:
Asthma bronchiale, Bronchitis, Erbrechen. KG 16 mit LG 24 bei Kopfschmerz, Zahnschmerz, Parodontose.

KG 17 Tanzhong
Alarm(Mu)-Punkt des Oberen 3-Erwärmers und des Kreislaufs
„Meisterpunkt der Atmung"
Lage:
Sternummitte, in Höhe des 4. ICR.
Akupunktur:
0,5–1 cm schräg oder senkrecht.
Indikation:
Asthma bronchiale, Bronchitis, Stimmschwäche, funktionelle Herz- und Kreislaufstörungen, psychovegetative Störungen.

KG 18 Yutang
Lage:
In Höhe des 3. ICR.
Akupunktur:
0,5 cm schräg.
Indikation:
Brustschmerz, Bronchitis, Asthma bronchiale.

KG 19 Zigong
Lage:
In Höhe des 2. ICR.
Akupunktur:
0,5 cm schräg.
Indikation:
Bronchitis, psychisch ausgleichend.

KG 20 Huagai
Lage:
Über der Synchondrosis, zwischen Manubrium und Corpus sterni, in Höhe des Ansatzes der 2. Rippe.
Akupunktur:
0,5 cm schräg.
Indikation:
Asthma bronchiale, Schmerzen im Thoraxbereich, Halsbeschwerden, u. a. krampfartiger Husten, Tracheitis, Laryngitis, Stimmschwäche.
Bei psychischer Belastung besteht eine deutliche Druckempfindlichkeit des Punktes.

KG 21 Xuanji
Lage:
Manubrium sterni, in Höhe des Ansatzes der 1. Rippe.
Akupunktur:
Ca. 0,5 cm schräg.
Indikation:
Sodbrennen, nervöser Reizhusten, Schwierigkeiten beim Schleimauswurf, Schluckbeschwerden.

KG 22 Tiantu

Lage:
Mitte der Incisura jugularis, in Höhe des Ansatzes der Klavikula.
Akupunktur:
0,5 cm senkrecht; anschließend wird die Nadel am Hinterrand des Sternums etwa 1,5–2 cm kaudalwärts gestochen.
Indikation:
Asthma bronchiale, Tracheitis, Pharyngitis, therapieresistenter Hustenreiz.

KG 23 Lianquan

Lage:
Hautfurche in Höhe der Unterkante des Zungenbeins (Incisura thyreoidea cranialis).
Akupunktur:
Ca. 0,5 cm schräg.
Indikation:
Laryngitis, Pharyngitis, Husten, vermehrter Speichelfluss, Asthma bronchiale, Sprechschwierigkeiten, Rekurrensparese.

KG 24 Chenjiang

Lage:
Hautfalte zwischen Kinn und Unterlippe (Sulcus mentolabialis).
Akupunktur:
Ca. 0,5 cm schräg.
Indikation:
Gesichtsneuralgie, Fazialisparese.

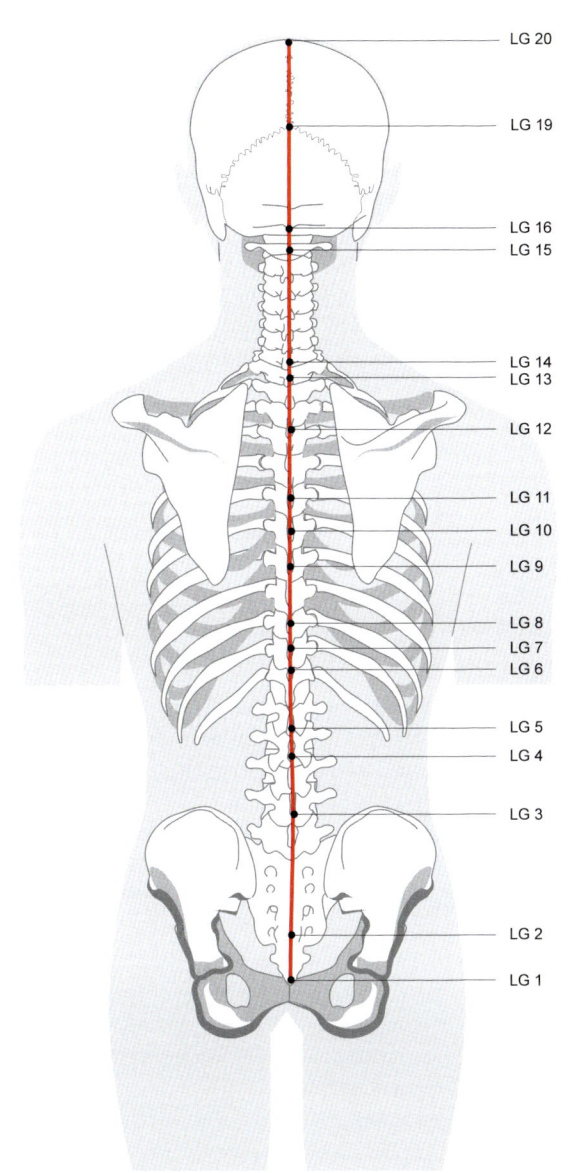

Lenkergefäß Du Mai

Abk.: LG
chin.: Lenker = Du
       Gefäß = Mai
☯ **Yang**

Abb. 48 Lenkergefäß (LG) Du Mai.

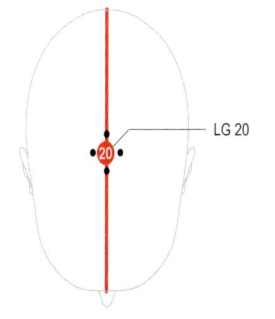

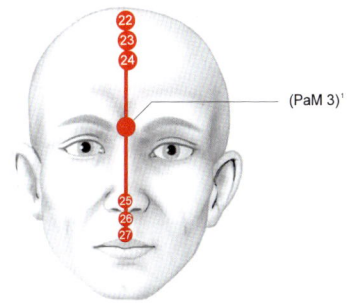

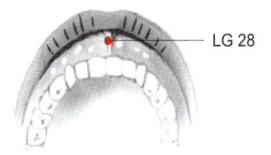

[1] PaM = Punkt außerhalb der Meridiane (Leitbahnen)

In der Literatur wird das Lenkergefäß (LG) auch als „Du Mai" oder „Gouverneurgefäß" bezeichnet (Abb. **48**).

Alle Yang-Leitbahnen stehen in direkter Beziehung zum Lenkergefäß.

Verlauf

Das Lenkergefäß Du Mai beginnt mit dem Punkt LG 1 zwischen Steißbeinspitze und Anus, verläuft in der dorsalen Medianlinie über die Dornfortsätze der Wirbelsäule zum Kopf und endet zwischen den Schneidezähnen des Oberkiefers am Punkt LG 28.

Das Lenkergefäß und das Konzeptionsgefäß verbinden sich im Mundbereich.

Beachte

Beachte den Schlüsselpunkt Dü 3, der die Therapie über das Lenkergefäß „öffnet".

Klinische Anwendung

→ Rückenschmerzen,
→ Lumbalsyndrom,
→ Kopf-, Augen- und Zahnschmerzen,
→ Tortikollis,
→ Parästhesien,
→ Schmerzen der Extremitäten,
→ rheumatische und neuralgische Schmerzen.

LG 1 Changqiang
Lage:
Zwischen Steißbeinspitze (Os coccygis) und Anus.
Akupunktur:
1 cm senkrecht.
Indikation:
Anorektale Erkrankungen, Hämorrhoiden, Analprolaps u. a. Anregung oder Dämpfung der Sexualfunktion, Schmerzen im Lumbosakralbereich.

LG 2 Yaoshu
Lage:
Zwischen Os coccygis und Os sacrum, in der Mitte des Hiatus sacralis.
Akupunktur:
0,5–1 cm, schräg nach kranial.
Indikation:
Wichtiger Punkt für den Lendenbereich, Lumbosakralschmerz, „Hüftpunkt", Menstruationsstörungen, Urogenitalerkrankungen, Paresen der unteren Extremität, Geburtserleichterung.

LG 3 Yaoyangguan
Lage:
Zwischen den Dornfortsätzen des 4. und 5. Lendenwirbels.
Akupunktur:
1 cm schräg nach kranial.
Indikation:
Bei „Energiestau" in diesem Punkt kommt es zu Störungen in der unteren Körperhälfte: Lumbalgie, Paresen der unteren Extremität, Urogenitalerkrankungen.

LG 4 Mingmen

Lage:
Zwischen den Dornfortsätzen des 2. und 3. Lendenwirbels (in Nabelhöhe).
Akupunktur:
0,5–1 cm schräg nach kranial.
Indikation:
Spezifischer Punkt bei psychisch-physischer Erschöpfung, wichtiger Sexualpunkt, Fluor albus, Enuresis, Endometritis, Parametritis, Kopfneuralgie, Tinnitus, Lumbago, allgemeiner Tonisierungspunkt.

LG 5 Xuanshu

Lage:
Unter dem Dornfortsatz des 1. Lendenwirbels.
Akupunktur:
1 cm, schräg nach kranial.
Indikation:
Schmerzen in der Nierengegend und der Wirbelsäule.

LG 6 Jizhong

Lage:
Unterhalb des Dornfortsatzes des 11. Brustwirbels.
Akupunktur:
1 cm, schräg nach kranial.
Indikation:
Schmerzen im Bereich der Wirbelsäule, Unruhe und Schwäche bei Kindern, Appetitlosigkeit, Diarrhö.

LG 7 Zhongshu

Lage:
Unter dem Dornfortsatz des 10. Brustwirbels.
Akupunktur:
1 cm, schräg nach kranial.
Indikation:
Punkt mit lokaler Bedeutung.

LG 8 Jinsuo

Lage:
Unter dem Dornfortsatz des 9. Brustwirbels.
Akupunktur:
1 cm, schräg nach kranial.
Indikation:
Rückenschmerzen, Magenschmerzen.

LG 9 Zhiyang

Lage:
Unter dem Dornfortsatz des 7. Brustwirbels in Höhe des Angulus inferior scapulae.
Akupunktur:
1 cm, schräg nach kranial.
Indikation:
Wirkung auf die lange Rückenmuskulatur, Steifheit der Wirbelsäule.

LG 10 Lingtai

Lage:
Unter dem Dornfortsatz des 6. Brustwirbels.
Akupunktur:
1 cm, schräg nach kranial.
Indikation:
Wirkung auf den gesamten Thorax: Asthma bronchiale, Bronchitis, chronischer Husten, Dyspnoe, Interkostalneuralgie, Neurasthenie, besonders bei Kindern.

LG 11 Shendao
Lage:
Unter dem Dornfortsatz des 5. Brustwirbels.
Akupunktur:
1 cm, schräg nach kranial.
Indikation:
Gedächtnisstörungen, Neurasthenie, Angstzustände, Thoraxschmerzen, Herzkrankheiten.

LG 12 Shenzhu
Lage:
Unter dem Dornfortsatz des 3. Brustwirbels.
Akupunktur:
1 cm, schräg nach kranial.
Indikation:
Verspannung der BWS, Asthenie, psychische Störungen, Bronchitis.

LG 13 Taodao
Lage:
Unter dem Dornfortsatz des 1. Brustwirbels.
Akupunktur:
1 cm, schräg nach kranial.
Indikation:
Kopfschmerzen, HWS-Syndrom, Myalgie der Schultermuskulatur.

LG 14 Dazhui
Lage:
Zwischen dem 7. Halswirbel und dem 1. Brustwirbel.
Akupunktur:
Ca. 1 cm schräg nach kranial.
Indikation:
Bedeutender Punkt im oberen dorsalen Thoraxbereich: okzipitaler Kopfschmerz, HWS/BWS-Syndrom; Schwäche, Energiemangel, immunstimulierende Wirkung, Ekzeme, fiebersenkende Wirkung.

LG 15 Yamen
Lage:
Zwischen den Dornfortsätzen des 1. und 2. Halswirbels.
Akupunktur:
0,5–1 cm schräg nach kranial.
Indikation:
Kopfschmerzen durch Windeinwirkung, HWS-Syndrom, Sprachstörung, Nasenbluten.

LG 16 Fengfu
Lage:
Unterhalb der Protuberantia occipitalis.
Akupunktur:
0,5–1 cm senkrecht.
Indikation:
Okzipitalkopfschmerz, Pruritus, HWS-Syndrom.

Hinweis: Die Punkte LG 17 und LG 18 werden nicht dargestellt, da sie nur geringe therapeutische Bedeutung haben.

LG 19 Houding
Lage:
Hintere Fontanelle: im Schnittpunkt von Pfeil- und Lambda-Naht.
Akupunktur:
0,5 cm senkrecht.
Indikation:
Kopfschmerzen, Schwindel, Neurasthenie.

LG 20 Baihui

Lage:
Schnittpunkt einer Verbindungslinie zwischen den beiden Ohrspitzen und der Medianlinie des Kopfes.
Akupunktur:
0,5 cm senkrecht.
Indikation:
Äußerst wirksamer Sedativpunkt mit psychisch ausgleichender Wirkung. LG 20 ist der „beherrschende" Punkt im Kopfbereich bei allen vegetativen Störungen, bei Schlafstörungen, Kopfschmerz auf der Scheitelhöhe, bei retroorbitalem Schmerz. „Fernpunkt" bei anorektalen Beschwerden.

PaM 1[1] Sishencong

Lage:
PaM 1 besteht aus vier Einzelpunkten. Sie liegen jeweils 1 Cun ventral, dorsal und bilateral von Punkt LG 20.
Akupunktur:
Umstechen von LG 20 mit 4 Nadeln im Abstand von 0,5–1 cm.
Indikation:
Verstärkt die Wirkung von LG 20.

Hinweis: Die Punkte LG 21 und LG 22 werden nicht dargestellt, da sie nur geringe therapeutische Bedeutung haben.

LG 23 Shangxing
Lage:
1 Daumenbreite (1 Cun) oberhalb der Stirnhaargrenze.
Akupunktur:
0,5 cm schräg.
Indikation:
Beziehung zur Nase, Sinusitis frontalis, Rhinitis; Stirnkopfschmerz, Angstzustände, Konjunktivitis.

LG 24 Shenting
Lage:
1/2 Daumenbreite (1/2 Cun) oberhalb der Stirnhaargrenze.
Akupunktur:
0,5 cm schräg.
Indikation:
Wie LG 23.
LG 24 mit KG 16 bei Kopfschmerz, Zahnschmerz.

PaM 3[1] Yintang

Lage:
Mitte zwischen beiden Augenbrauen (Glabella) in der Medianlinie.
Akupunktur:
1 cm, schräg zur Nasenwurzel.
Indikation:
Stirnkopfschmerz mit Sehstörungen, Migräne, Erkrankungen der Nasennebenhöhlen, allergische Rhinitis, Sinusitis, Hypertonie, Schwindel, Augenerkrankungen (Augentränen, Konjunktivitis).

[1] PaM = Punkt außerhalb der Meridiane (Leitbahnen)

LG 25 Suliao
Lage:
Auf der Nasenspitze.
Akupunktur:
0,5 cm senkrecht.
Indikation:
Ernüchterungspunkt nach übermäßigem Alkoholgenuss, Nasenbluten, therapieresistente Rhinitis.

LG 26 Renzhong
„Notfallpunkt"
Lage:
Mitte der Oberlippe bzw. im Winkel zwischen Oberlippe und Nase.
Akupunktur:
0,5 cm, schräg nach oben; falls keine Nadel vorhanden, kräftig mit dem Fingernagel drücken.
Indikation:
Wirksamer Punkt bei Kollapszuständen, im Notfall bei Schock, epileptischen Anfällen, Grand mal (wenn keine andere medizinische Versorgung möglich ist).

LG 28 Yinjiao
Lage:
Zwischen den Schneidezähnen des Oberkiefers, unterhalb der Ansatzstelle des Frenulums.
Akupunktur:
3 mm, senkrecht.
Indikation:
Zahnfleischpunkt (Gingivitis, Stomatitis), anorektale Beschwerden (Analfissuren, Hämorrhoiden), chronische Sinusitis.

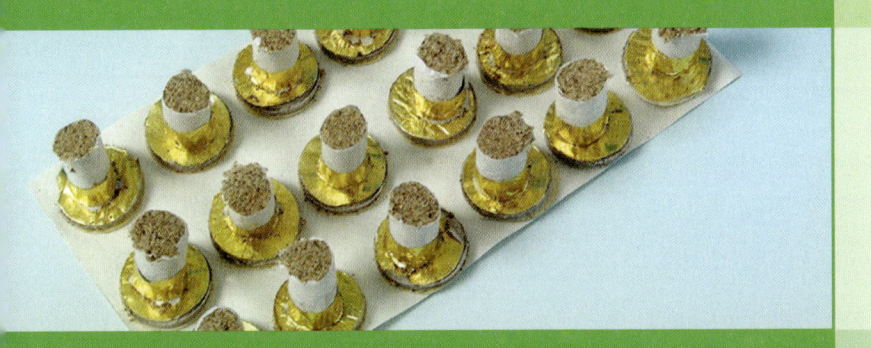

Bewährte
Therapieprinzipien

III

Die vier Untersuchungsmethoden

Zur Erstellung einer Diagnose im Sinne der TCM Benutzung der unmittelbaren **Sinneswahrnehmung** für das Erkennen des Krankheitsbildes:
- **Sehen:** Konstitutionstyp, Hautfarbe, Haltung, Gang usw. (einschließlich chinesischer Zungendiagnose für den Fortgeschrittenen).
- **Hören:** Stimme, Atmung, Husten, Darmgeräusche usw.
- **Fragen:** insbesondere nach Modalitäten hinsichtlich Entstehung, Verbesserung oder Verschlechterung der Störungen.
- **Tasten:** Gewebekonsistenz, Hautfeuchtigkeit, Überwärmung usw. (einschließlich chinesischer Pulsdiagnose für den Fortgeschrittenen).
- **Riechen:** ergänzend.

Einordnung der Symptome jeweils unter Yin- und Yang-Aspekten als Basis für die Auswahl von Reizart und Reizstärke.

Die acht diagnostischen Leitkriterien

Erstellung der TCM-Diagnose durch Zuordnung der mit Sehen – Hören – Fragen – Tasten – Riechen erkannten Krankheitssymptome nach folgenden Kriterien:
- **Innen – Außen**: **Lokalisation** von Störungen bezogen auf Körperinneres – Körperoberfläche.
- **Kälte – Hitze**: Zuordnung der **Qualität** von Krankheitssymptomen zu Kälte – Hitze usw.
- **Leere – Fülle**: Zuordnung der **Intensität** der Krankheitssymptome zu Leere und Fülle.

→ **Yin – Yang**: Zuordnung aller Krankheitssymptome unter den **übergeordneten Aspekten** von Yin und Yang.

Praktische Bedeutung für die Akupunktur: Auswahl von **Reizort, Reizart, Reizstärke**!

Hilfe für den Anfänger

In Anlehnung an König und Wancura werden im Folgenden die für den Anfänger notwendigen Hilfen zum selbstständigen Auffinden einer Punktekombination gegeben, die für die Effektivität aber nicht ausschließlich und nicht zwingend sind.

Störungen am Bewegungsapparat
(Chin. Biao = Außen = Körperoberfläche.)

■ Grundsätzliches Vorgehen nach folgenden Fragen:

1. Wo ist der Schmerzort?
2. Welche Leitbahn zieht durch den Schmerzort bzw. welche Leitbahn ist vom Schmerzort betroffen?
→ Auswahl der **Nahpunkte** auf dieser Leitbahn.
3. Welche Leitbahn gehört innerhalb der vertikalen Leitbahnachse zu der vom Schmerzort betroffenen Leitbahn?
→ Auswahl der **Fernpunkte** auf dieser Leitbahn („**Oben-Unten-Regel**").
4. Welche Leitbahn gehört in einer horizontalen Ebene innerhalb des Leitbahnpaares zu der vom Schmerzort betroffenen Leitbahn?
→ Gegebenenfalls Einbeziehung wirksamer Punkte auf dieser Leitbahn bei Schmerzausstrahlung im Segment.
Behandlung über **Passage(Luo)-Punkt** und **Quell(Yuan)-Punkt** bei Beziehung der Störungen im Funktionskreis („**Innen-Außen-Regel**").

■ Praktische Beispiele

Schulterschmerz seitlich
(z. B. Supraspinatussyndrom)

Gleichermaßen systematisches Vorgehen nach den Fragen:
1. Wo ist der Schmerzort?
→ Schulter seitlich.
2. Welche Leitbahn zieht durch den Schmerzort bzw. welche Leitbahn ist vom Schmerzort betroffen?
→ Die **3E-Leitbahn** (**Hand – Shao Yang**), Auswahl der **Nahpunkte** auf der 3E-Leitbahn, z. B. 3E 14, 3E 13, 3E 12, 3E 5, 3E 15.
3. Welche Leitbahn gehört innerhalb der vertikalen Leitbahnachse zu der vom Schmerzort betroffenen Leitbahn?
→ Die **Gb-Leitbahn** (**Fuß – Shao Yang**), Auswahl der **Fernpunkte** auf der Gb-Leitbahn, z. B. Gb 39. 3E – Gb = Shao-Yang-Achse („**Oben-Unten-Regel**").
4. Welche Leitbahn gehört in einer horizontalen Ebene innerhalb des Leitbahnpaares zu der vom Schmerzort betroffenen Leitbahn?
→ Die **KS-Leitbahn**, gegebenenfalls Einbeziehung wirksamer Punkte, z. B. KS 6, bei Schmerzausstrahlung im Segment.
Behandlung über Passage(Luo)-Punkt und Quell(Yuan)-Punkt bei Beziehung der zu behandelnden Störungen im Funktionskreis („**Innen-Außen-Regel**").

Schulterschmerz vorn
(z. B. Bizepssehnensyndrom)

Gleiche Vorgehensweise:
1. Wo ist der Schmerzort?
→ Schulter vorn.

2. Betroffene Leitbahn?
→ Die **Di-Leitbahn** (**Hand – Yang Ming**), Auswahl der **Nahpunkte** auf der Di-Leitbahn, z. B. Di 15, Di 14, Di 10, Di 4.
3. Zugehörige Leitbahn in der Leitbahnachse?
→ Die **Ma-Leitbahn** (**Fuß – Yang Ming**), Auswahl der **Fernpunkte** auf der Ma-Leitbahn, z. B. Ma 36, evtl. Ma 38 („Universalpunkt" der Schulter).
4. Zugehörige Leitbahn innerhalb des Leitbahnpaares?
→ Die **Lu-Leitbahn**, Einsetzen wirksamer Punkte, z. B. Lu 1, Lu 5 bei Schmerzausstrahlung im Segment.
Behandlung z. B. über Lu 7 und Di 4 oder Di 6 und Lu 9 (Passage[Luo]-Punkt und Quell[Yuan]-Punkt) bei Beziehung zum Funktionskreis.

Nackenschmerz hinten

Gleiche Vorgehensweise:
1. Wo ist der Schmerzort?
→ Halswirbelsäule hinten.
2. Betroffene Leitbahn?
→ Die **Bl-Leitbahn** (**Fuß – Tai Yang**), Auswahl der **Nahpunkte** auf der Bl-Leitbahn, z. B. Bl 10, Bl 13, Bl 17, evtl. äußeren Bl-Leitbahnast einbeziehen.
3. Zugehörige Leitbahn in der Leitbahnachse?
→ Die **Dü-Leitbahn** (**Hand – Tai Yang**), Auswahl der **Fernpunkte** auf der Dü-Leitbahn, z. B. Dü 3 oder Dü 6 (und/oder Bl 60).
4. Zugehörige Leitbahn innerhalb des Leitbahnpaares?
→ Die **Ni-Leitbahn**, Behandlung z. B. über Bl 58 (Passage[Luo]-Punkt) und Ni 3 (Quell[Yuan]-Punkt) bei Einbeziehung von Symptomen, die auf den Funktionskreis hinweisen, z. B. Auslösung oder Verschlimmerung durch Kälte und Angst.

Lumbo-Ischialgie-Syndrom (pseudoradikulär S 1)

Gleiche Vorgehensweise:
1. Wo ist der Schmerzort?
→ Lumbosakralbereich mit Ausstrahlung in das Gesäß, Rückseite Ober- und Unterschenkel bis Außenseite Fußrand, in etwa deckungsgleich mit dem Dermatom S 1.
2. Betroffene Leitbahn?
→ Die **Bl-Leitbahn (Fuß – Tai Yang)**, Auswahl der **Nahpunkte** auf der Bl-Leitbahn, z. B. Bl 23, Bl 25, Bl 54, Bl 36, Bl 40, Bl 58, Bl 60.
3. Zugehörige Leitbahn in der Leitbahnachse?
→ Die **Dü-Leitbahn (Hand – Tai Yang)**, Auswahl der **Fernpunkte** auf der Dü-Leitbahn, z. B. Dü 3 (evtl. Hand-Punkt 1 = „Lende-Bein-Punkt").
4. Zugehörige Leitbahn innerhalb des Leitbahnpaares?
→ Die **Ni-Leitbahn**, Behandlung z. B. über Bl 58 = Passage(Luo)-Punkt und Ni 3 = Quell(Yuan)-Punkt bei Einbeziehung von Symptomen, die auf den Funktionskreis hinweisen, z. B. Auslösung oder Verschlimmerung durch Kälte und Angst.

Kopfschmerz seitlich

Gleiche Vorgehensweise:
1. Wo ist der Schmerzort?
→ Kopf seitlich.
2. Betroffene Leitbahn?
→ In diesem Fall die **Gb-Leitbahn (Fuß – Shao Yang) und** die **3E-Leitbahn (Hand – Shao Yang)**, Auswahl der **Nahpunkte** auf diesen Leitbahnen, z. B. Gb 20, Gb 8, Gb 14, PaM 9 (Punkt außerhalb der Meridiane) als Kreuzungspunkt der Leitbahnen Gb und 3E.

Bewährte Therapieprinzipien

3. Zugehörige Leitbahn in der Leitbahnachse?
→ In diesem Fall die **Gb-Leitbahn und** die **3E-Leitbahn**. Auswahl der **Fernpunkte** auf diesen Leitbahnen, z. B. 3E 5, Gb 41.
4. Zugehörige Leitbahn innerhalb des Leitbahnpaares?
→ Die **Le-Leitbahn**, Behandlung z. B. über Le 3 (Quell[Yuan]-Punkt) bei Einbeziehung von Symptomen, die auf den Funktionskreis hinweisen, z. B. Ausstrahlung in den Augenbereich.

Erkrankung innerer Organe
(Chin. Li = Innen = Körperinneres.)

■ **Grundsätzliches Vorgehen nach folgenden Fragen:**

1. Welches **innere Organ** ist betroffen, ein Speicher(Zang)-Organ oder ein Hohl(Fu)-Organ?
   – Bei Erkrankung eines **Speicher(Zang)-Organs** (Lunge, Herz, Milz/Pankreas, Leber, Niere):
   → Nadelung von Zustimmungs(Shu)-Punkt und Quell(Yuan)-Punkt.
   – Bei Erkrankung eines **Hohl(Fu)-Organs** (Magen, Darm, Blase):
   → Nadelung von Alarm(Mu)-Punkt und dem Unteren Einflussreichen(He)-Punkt.
2. Welcher **Funktionskreis** ist betroffen?
   → Nadelung von Punkten innerhalb des zugehörigen Leitbahnpaares, häufig Passage(Luo)-Punkt und/oder Quell(Yuan)-Punkt.
3. In welcher **Körperhöhle** wird die Störung vom Patienten lokalisiert:
   → im Thorax-, Abdomen- oder Beckenbereich? (= horizontale Zuordnung)
   → Zusätzliche Nadelung von Punkten mit Bezug auf
     – Thorax = KG 17,
     – Abdomen = KG 12,
     – Becken = KG 4, KG 6.
4. Wo wird die **Störung** vom Patienten des Weiteren **lokalisiert**:

- im vorderen Längsdrittel (= Yang Ming),
- im seitlichen Längsdrittel (= Shao Yang),
- im hinteren Längsdrittel (= Tai Yang)?
  (= vertikale Zuordnung)
  → Nadelung von zusätzlichen Punkten auf den langen Yang-Leitbahnen.
5. Welche Organe müssen bei der Therapie **zusätzlich** mit berücksichtigt werden?
   (Chin.: „mitreagierende Organe", naturwissenschaftlich: Viszero-Viszeral-Reflexe)
   z. B. Respirationstrakt Lu ⎫ jeweils
   　　　Herz-Kreislauf　　He ⎬ „mitreagieren"
   　　　Urogenitaltrakt　　Ni ⎭ von Le-MP-Ni
   → Nadelung ihres Kreuzungspunktes MP 6.
6. Ist die Erkrankung **akut** oder **chronisch**?
   - **Akute** Störungen folgen dieser Vorgehensweise (siehe 1. bis 5.).
   - **Chronische** Störungen folgen dieser Vorgehensweise, **zusätzlich** Nadelung im **Segment** über Zustimmungs(Shu)-Punkt und Alarm(Mu)-Punkt.

■ Praktische Beispiele

Bronchitis

Gleichermaßen systematisches Vorgehen nach den Fragen:
1. Betroffenes Organ?
→ Lunge = Speicher(Zang)-Organ.
→ Nadelung von
   - Bl 13 = Zustimmungs(Shu)-Punkt und
   - Lu 9 = Quell(Yuan)-Punkt.
2. Betroffener Funktionskreis?
→ Lunge – Dickdarm.
→ Nadelung von Lu 9 – Di 6 bzw. Di 4 – Lu 7, Quell(Yuan)-Punkt und Passage(Luo)-Punkt.
3. Betroffene Körperhöhle (horizontale Zuordnung)?
→ Thorax.
→ Nadelung von KG 17.

4. Betroffenes Längsdrittel (vertikale Zuordnung)? Zum Beispiel:
   – retrosternale Schmerzen = vorderes Längsdrittel, Nadelung von Punkten der Ma-Leitbahn, z. B. Ma 36,
   – Schmerzen auch im seitlichen Längsdrittel, Nadelung von Punkten der Gb-Leitbahn, z. B. Gb 34,
   – Schmerzen auch im hinteren Längsdrittel, Nadelung von Punkten der Bl-Leitbahn, z. B. Bl 40, evtl. mit 3E 5 bei Schmerzen im seitlichen **und** hinteren Längsdrittel.

Zusätzlich evtl. weitere KG-Punkte im Thoraxbereich, z. B. KG 22, KG 15 und evtl. Locus-dolendi-Punkte auf der Bl-Leitbahn.

5. „Mitreagierende" Organe (= Viszero-Viszeral-Reflexe)?
→ Milz/Pankreas und Niere, daher
→ Nadelung des Kreuzungspunktes MP 6.

6. Erkrankung akut oder chronisch?
   – Akute Erkrankung: Vorgehensweise wie beschrieben.
   – Chronische Erkrankung: Vorgehensweise wie beschrieben, zusätzlich im **Segment** Nadelung über Bl 13 = Zustimmungs(Shu)-Punkt **und** Lu 1 = Alarm(Mu)-Punkt.

Funktionelle Herzbeschwerden

Gleiche Vorgehensweise:
1. Betroffenes Organ?
→ Herz = Speicher(Zang)-Organ.
→ Nadelung von
   – Bl 15 = Zustimmungs(Shu)-Punkt und
   – He 7 = Quell(Yuan)-Punkt.
2. Betroffener Funktionskreis?
→ Herz-Dünndarm.
→ Nadelung von He 7 = Quell(Yuan)-Punkt und in diesem Falle unterstützend „Perikard" – KS 6.

3. Betroffene Körperhöhle?
→ Thorax.
→ Nadelung von KG 17.
4. Betroffener Schmerzort ventral-dorsal?
   - Ventral: Nadelung von KS 6.
   - Dorsal: Nadelung von 3E 5.
5. „Mitreagierende" Organe? Milz/Pankreas, Niere und Leber,
→ Nadelung ihres Kreuzungspunktes MP 6.
6. Akute oder chronische Erkrankung?
   - Akute Erkrankung: Vorgehensweise wie beschrieben.
   - Chronische Erkrankung: Vorgehensweise wie beschrieben, zusätzlich im **Segment** Nadelung über Bl 15 = Zustimmungs(Shu)-Punkt **und** KG 14 = Alarm(Mu)-Punkt, evtl. auch KG 15.

Gastroduodenitis

Gleiche Vorgehensweise:
1. Betroffenes Organ?
→ Magen = Hohl(Fu)-Organ.
→ Nadelung von
   - KG 12 = Alarm(Mu)-Punkt und
   - Ma 36 = Unterer Einflussreicher(He-)Punkt.
2. Betroffener Funktionskreis?
→ Milz/Pankreas – Magen. In diesem Falle zusätzliche
→ Nadelung von Ma 36 und MP 6.
3. Betroffene Körperhöhle?
→ Abdomen.
→ Nadelung von KG 12, evtl. KG 13.
4. Betroffenes Längsdrittel?
→ Vorderes Längsdrittel:
→ Nadelung von Punkten der Ma-Leitbahn, z. B. Ma 36, Ma 21, Ma 25.

5. „Mitreagierende" Organe?
→ Milz/Pankreas – Leber.
→ Nadelung von MP 6, Le 3, evtl. Gb 34.
6. Erkrankung akut oder chronisch?
   – Akute Erkrankung: Vorgehensweise wie beschrieben.
   – Chronische Erkrankung: Vorgehensweise wie beschrieben, zusätzlich im **Segment** Nadelung über Bl 21 = Zustimmungs(Shu)-Punkt **und** KG 12 = Alarm(Mu)-Punkt des Magens. Symptomatisch bei Übelkeit und Brechreiz: KS 6.

Dickdarmstörungen (z. B. Obstipation)

Gleiche Vorgehensweise:
1. Betroffenes Organ?
→ Dickdarm = Hohl(Fu)-Organ.
→ Nadelung von
   – Ma 25 = Alarm(Mu)-Punkt und
   – Ma 37 = Unterer Einflussreicher(He-)Punkt.
2. Betroffener Funktionskreis?
→ Lunge – Dickdarm. In diesem Fall zusätzliche
→ Nadelung von Di 4 und Di 10.
3. Betroffene Körperhöhle?
→ Abdomen. Zusätzliche
→ Nadelung von KG 6.
4. Betroffenes Längsdrittel?
→ Vorderes Längsdrittel: Zusätzliche
→ Nadelung von Punkten der Ma-Leitbahn, z. B. Ma 36.
5. „Mitreagierende" Organe?
→ Milz/Pankreas – Leber.
→ Nadelung von MP 6 und Le 3 (besonders bei spastischer Komponente).
6. Erkrankung akut oder chronisch?
   – Akute Erkrankung: Vorgehensweise wie beschrieben.

– Chronische Erkrankung: Vorgehensweise wie beschrieben, zusätzlich im **Segment** Nadelung über Bl 25 = Zustimmungs(Shu)-Punkt **und** Ma 25 = Alarm(Mu)-Punkt des Dickdarmes.

Sinusitis

Gleiche Vorgehensweise:
1. Betroffenes Organ?
→ Lunge = Speicher(Zang)-Organ.
→ Nadelung von
   – Bl 13 = Zustimmungs(Shu)-Punkt und in diesem Falle **abweichend:**
   – Lu 7 = Passage(Luo)-Punkt (nicht wie im vorherigen Schema der Quell(Yuan)-Punkt.
2. Betroffener Funktionskreis?
→ Lunge – Dickdarm, in diesem Falle ebenfalls **abweichend**
→ Nadelung von
   – Di 4 = Quell(Yuan)-Punkt der Di-Leitbahn,
   – Lu 7 = Passage(Luo)-Punkt der Lu-Leitbahn,
   – Di 20 als Punkt mit lokaler Bedeutung.
3. Betroffene Körperhöhle?
→ Gegebenenfalls Nadelung von KG 17 für die Körperhöhle Thorax.
4. Betroffenes Längsdrittel?
→ Vorderes Längsdrittel:
→ Nadelung von Punkten der Ma-Leitbahn und MP-Leitbahn, z. B. zusätzlich Ma 36 und MP 10 (besonders bei allergischer Komponente).
5. „Mitreagierende" Organe?
→ Dickdarm – Magen.
→ Nadelung zusätzlich von Ma 36.
6. Erkrankung akut oder chronisch?
   – Akute Erkrankung: Vorgehensweise wie beschrieben.
   – Chronische Erkrankung: Vorgehensweise wie beschrieben, zusätzlich im **Segment**

Nadelung über Bl 13 = Zustimmungs(Shu)-Punkt **und** Lu 1 = Alarm(Mu)-Punkt **oder** KG 17. Bei chronischer Sinusitis ggf. auch Gb 20.

Gynäkologische Störungen

Abweichend vom bisher dargestellten Punktauswahlschema Vorgehensweise nach folgenden Fragen:
1. Hauptsächlich betroffenes Organ?
→ Milz/Pankreas.
→ Nadelung von MP 6, MP 10.
2. „Mitreagierende" Organe?
→ Niere und Leber. Daher zusätzliche
→ Nadelung von
   - Le 3 = Quell(Yuan)-Punkt, insbesondere bei krampfartigen Unterleibsbeschwerden,
   - Ni 3 = Quell(Yuan)-Punkt, in Verbindung mit Bl 23 = Zustimmungs(Shu)-Punkt bei Auslösen oder Verschlimmerung der Beschwerden durch Kälte und Angst.
→ Bei Behandlung von ventral:
   KG 4 = Kreuzungspunkt der sog. „inneren Verbindungen" der 3 Yin-Leitbahnen des Fußes.
→ Bei abdomineller Begleitsymptomatik Ma 25.
→ Bei gleichzeitiger Rücken-/Kreuzschmerzen-Nadelung von Locus-dolendi-Punkten auf der Bl-Leitbahn.

Zusammenfassung der wichtigsten Therapieregeln

Akupunkturbehandlung **nur** nach Ausschluss von Erkrankungen, die schulmedizinischer diagnostischer Untersuchung und Behandlung bedürfen.

Reizart und Reizstärke

Wichtige Regel bei Akupunkturbehandlung: Auswahl von Reizart und Reizstärke entsprechend der **aktuellen Kondition** des Patienten:

> **Wichtigste Regel:**
> → Schwacher Patient = schwache Nadelung!
> → Kräftiger Patient = kräftige Nadelung!

→ **Akuter Schmerz** = eher **kräftige Nadelung über Fernpunkte**, sofern es die aktuelle Kondition des Patienten erlaubt, **in kurzen Abständen**, gegebenenfalls täglich.
→ **Chronischer Schmerz** = eher **schwache Nadelung auch über Nahpunkte**, in **längeren Abständen**, gegebenenfalls 1-mal wöchentlich oder alle 10 Tage.
→ Akuter Schmerz bei schwächerem Patienten = schwache Nadelung.

> Der Patient ist wichtiger als seine Krankheit.

Einseitige oder beidseitige Nadelung

Bei **einseitigen** Schmerzen an der **Körperoberfläche** (Bewegungsapparat und Kopfschmerzen):
→ Nadelung einseitig an der betroffenen Schmerzseite.

Bei **beidseitigen** Schmerzen:
→ Nadelung beidseitig.

Bei **inneren** Erkrankungen:
→ Nadelung der betroffenen Leitbahnen immer **beidseitig**.

Subkutane Nadelung

Zur Verstärkung des segmentalen Reizes eines Akupunkturpunktes am Rumpf erfolgt eine subkutane Nadelung durch horizontale Stichführung in einer abgehobenen Hautfalte.

Kälte- und angstabhängige Beschwerden

Bei kälte- und angstabhängigen Beschwerden zusätzlich erwärmende Therapie, z. B. Moxa o. Ä., vor allem am Schmerzort.

Lokalisation der Fernpunkte

Lokalisation der Fernpunkte auf der Leitbahnachse gemäß der Entfernung des Schmerzortes in Bezug zur Nabelhöhe.

("Je weiter – je weiter, je näher – je näher.") Beispiele:
→ Schmerzort Fußgelenk – Fernpunkte am Handgelenk.
→ Schmerzort Schultergelenk – Fernpunkte am Kniegelenk.
→ Schmerzort Schultergürtel – Fernpunkte am Beckengürtel usw.

Eingrenzung des Schmerzortes

"Eingrenzung" des Schmerzortes auf einer Leitbahn auch durch Punkte seiner Nachbarleitbahnen.

Größere Schmerzareale

Bei größeren Schmerzarealen ("Betroffensein" mehrerer Leitbahnen) Verwendung von besonderen Punkten mit breitem Wirkungsspektrum, z. B.
→ Ma 38 = Universalpunkt der Schulter,
→ 3E 5 bei Schmerzen im seitlichen und hinteren Drittel von Rumpf und Kopf.

Bewährte Indikationen

Für den Anfänger Einstieg in die Akupunktur bei den erfahrungsgemäß besonders geeigneten Indikationen, z. B. Sinusitis, Obstipation, Gastralgie usw.

Akupunkturpunkte am Rücken

Bei erforderlichen Akupunkturpunkten am Rücken **bei gleichzeitiger Rückenlage**:
→ Nadelung dieser Punkte tangential-subkutan bei entsprechend geänderter Nadeleinstichstelle.

Anzahl der zu nadelnden Punkte und der Behandlungen

Anzahl der zu nadelnden Punkte je Behandlung:
→ Bei schwacher = tonisierender = Bufa-Nadelung 8–10 Punkte, eher weniger,
→ bei kräftiger = sedierender = Xiefa-Nadelung 10–12 Punkte, eher mehr.

Anzahl der Behandlungen:
→ Bei chronischen Erkrankungen ca. 10 Akupunkturen, 2-mal wöchentlich mit eher schwachem Reiz,
→ bei akuten Erkrankungen eher weniger Akupunkturen, dafür ggf. täglich mit eher starkem Reiz.

Behandlungspause:
– Etwa so lange wie eine Akupunkturserie von 10 Behandlungen 2-mal wöchentlich = ca. 4–5 Wochen.

Therapieresistenz:
– Überprüfung der Diagnose,
– Überprüfung der Punktauswahl,

- Überprüfung der richtigen Reizart und Reizstärke,
- gegebenenfalls Herd-Störfeld-Suche,
- gegebenenfalls Beseitigung einer Regulationsstarre des Organismus durch Einleiten einer Umstimmungstherapie.

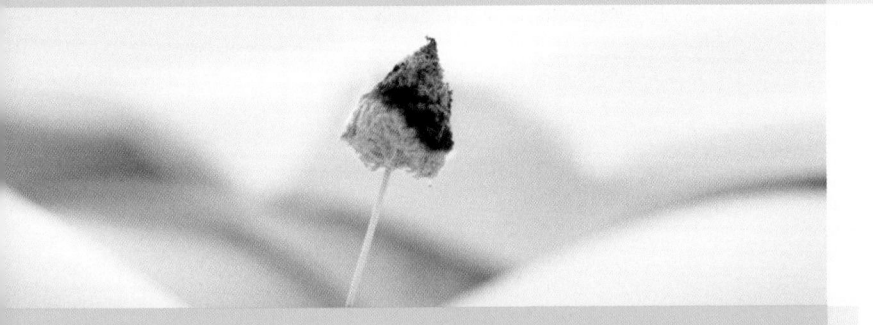

Übungsfälle IV

Die folgenden Übungsfälle sind dem Anfängerwissen entsprechend ausgewählt. Selbstverständlich sind alle Krankheitsbilder vorher schulmedizinisch abgeklärt worden. In jedem Fall ist eine Kombination auch mit anderen Behandlungsverfahren möglich.

Übungsfälle

Fall 1

Störungen am Bewegungsapparat

Schulterschmerz diffus

35-jähriger Mann, kräftig, in gutem Allgemeinzustand und Ernährungszustand, seit 2 Tagen heftiger Schmerz in der rechten Schulter, bei Bauarbeiten plötzlich aufgetreten.

■ Diagnose nach TCM

Patient:
→ Fülle-Typ.
   Kräftige Statur, laute Stimme, gut durchblutete warme Hände, energisches Auftreten.

Krankheit:
→ Fülle-Typ.
   Schmerz plötzlich einsetzend, Verschlimmerung bei Bewegung, kurzzeitig bestehend, Zugluft unangenehm.

Krankheitsursache:
→ Zugluft – Kälte – Trauma.

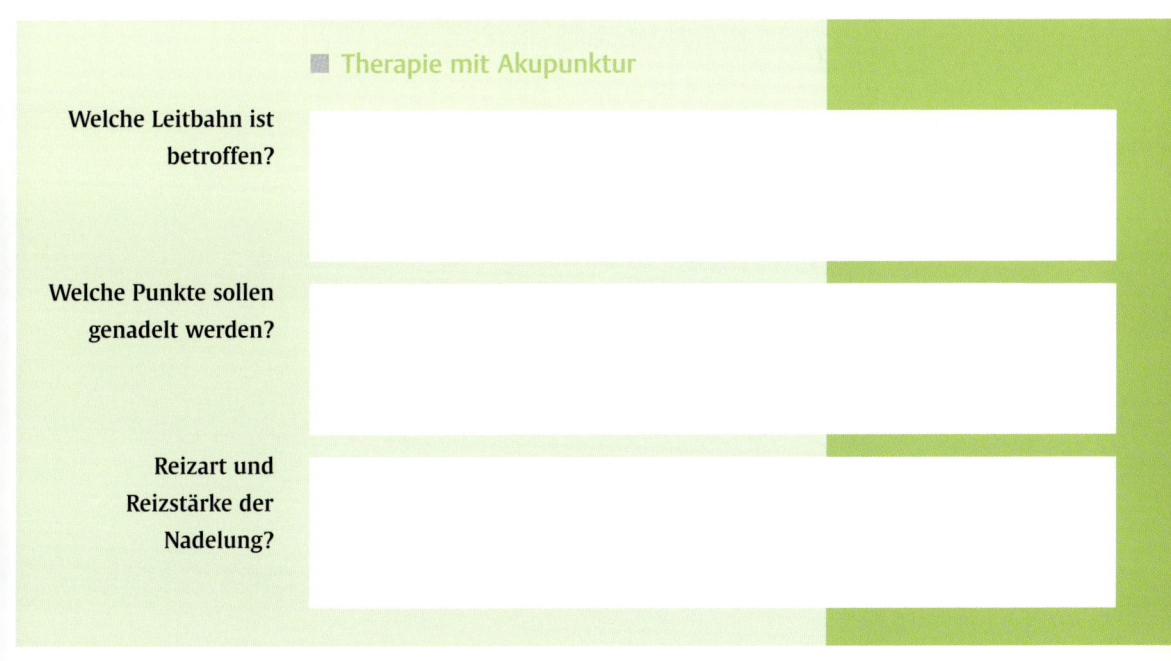

■ Therapie mit Akupunktur

Welche Leitbahn ist betroffen?

Welche Punkte sollen genadelt werden?

Reizart und Reizstärke der Nadelung?

Übungsfälle

Therapie mit Akupunktur

Betroffene Leitbahn: → Alle Leitbahnen der Schulter sind betroffen, da die ganze Schulter schmerzt und die Funktion in allen Bewegungsrichtungen schmerzhaft eingeschränkt ist.

Punktewahl: → Ma 38   Universalpunkt der Schulter als Fernpunkt, kontralateral, wenn möglich im Sitzen.

Reizart und Reizstärke: → Kräftige Nadelstimulation! Nach Auslösen des De-Qi-Gefühls Unterbrechen der Stimulation und erst passive, dann aktive vorsichtige Bewegung der Schulter. Danach ca. 5 Minuten lang abwechselnd Nadelstimulation und Bewegen der Schulter, Reduktion der Schmerzen um 50 %!
→ Nach der Nadelentfernung kräftige Schröpfbehandlung am Rücken paravertebral und in der Fossa infra spinam beidseits.
→ Am nächsten Tag Wiederholung dieser Therapie, den Punkt Ma 38 aber homolateral, zusätzlich lokale Punkte, homolateral:
  – Di 15
  – 3E 14
  – Dü 11
  – 3E 5.

Nach 5-maliger Wiederholung dieser Therapie in kurzen Abständen weitgehende Besserung.

Übungsfälle

Fall 2

Schulterschmerz vorn

60-jährige, zarte, kälteempfindliche, leptosome Frau mit Dauerschmerzen in der linken Schulter beim Heben des linken Armes nach vorn, zum Ellenbogen ausstrahlend. Die Schmerzen bestehen seit Monaten, Schmerzverstärkung bei Belastung und Kälteeinwirkung.

■ Diagnose nach TCM

Patient:
→ Leere-Typ, Kälte-Typ.
  Zarter Habitus, schwache Stimme, kalte Hände, vorsichtiges und ruhiges Benehmen, vermeidet Bewegung des linken Armes und Kälteeinwirkung (behält den Mantel an).

Krankheit:
→ Leere-Typ, Kälte-Typ.
  Chronischer Dauerschmerz, bei Belastung schlechter (Yang-Schwäche).

Krankheitsursache:
→ Kälte-Leere in Dickdarm- und 3E-Leitbahn.

■ Therapie mit Akupunktur

Welche Leitbahn ist betroffen?

Welche Punkte sollen genadelt werden?

Reizart und Reizstärke der Nadelung?

Übungsfälle

Betroffene Leitbahn:

■ **Therapie mit Akupunktur**

→ Dickdarm-Leitbahn und mitbetroffene 3E-Leitbahn.

Punktewahl:
→ Lokale Punkte
 - Di 15
 - 3E 14
 - Di 10 ⎱ „Eingrenzung" des Schmerzortes und
 - 3E 5   ⎰ bei Ausstrahlung bis zum Ellenbogen.
→ Fernpunkte
 - auf der zugehörigen Yang-Leitbahnachse Dickdarm-Magen,
 - Ma 36.

Reizart und Reizstärke:
→ Schwache Nadelreizung, da schwacher Patient und Schwächekrankheit. Eventuell zusätzlich Schröpfbehandlung am Rücken.

Nach 6-maliger Wiederholung dieser Therapie in 2-mal wöchentlichem Abstand Besserung um ca. 80 %.

Fall 2

Übungsfälle

Fall 3

Nackenschmerz seitlich links

60-jährige kräftige Frau mit seit 2 Monaten bestehenden Schmerzen im Zervikalbereich links, der bei Drehung des Kopfes schlechter wird. Erstmals aufgetreten nach Autofahrt bei offenem Fenster.

■ **Diagnose nach TCM**

Patient:
→ Fülle-Typ und Hitze-Typ.
Kräftige Statur, gut durchblutete, warme Hände, gerötetes Gesicht, neigt zu Schweißausbrüchen und Hitzewallungen. Energisches, etwas unruhig-aggressives Auftreten.

Krankheit:
→ Leere-Typ.
Chronische und mäßig starke Beschwerden bei Ruhe und Bewegung. Druck und Massage am Schmerzort angenehm. Liegt gern auf der schmerzenden Seite.

Krankheitsursache:
→ Zugluft-Kälte-Leere bei Hitze-Fülle-Patient.

Merke:
→ „Der Patient ist wichtiger als seine Krankheit".
Daher intensive Nadelreizung, da der Patient ein Fülle-Typ ist. Keinesfalls Moxa am Schmerzort!

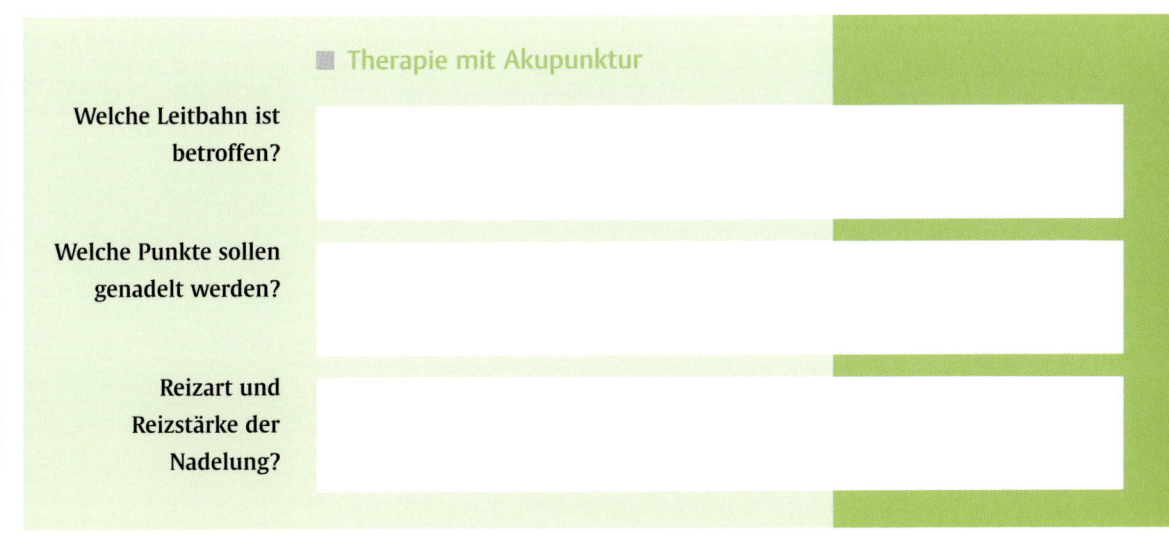

■ **Therapie mit Akupunktur**

Welche Leitbahn ist betroffen?

Welche Punkte sollen genadelt werden?

Reizart und Reizstärke der Nadelung?

Therapie mit Akupunktur

Betroffene Leitbahn: → 3E- und Gallenblasen-Leitbahn, zusätzlich Dünndarm- und Blasen-Leitbahn.

Punktewahl: → Lokale Punkte
- Gb 20 ⎫
- Gb 21 ⎭ Nahpunkte am Schmerzort,
- Bl 10 ⎫
- Dü 11 ⎭ „Eingrenzung" des Schmerzortes,
- Bl 13   beidseits subkutan, Begrenzung des Schmerzortes nach unten.

→ Fernpunkte
- Gb 41   Fernpunkt bei Ausstrahlung in den seitlichen Kopfbereich,
- Gb 39   bei akuter Verschlechterung,
- Bl 60   Fernpunkt bei Ausstrahlung in den Hinterkopf.

Reizart und Reizstärke: → S. o., intensive Nadelreizung. Eventuell zusätzliche Schröpfbehandlung am Rücken.

Nach 6 Behandlungen gleicher Art Besserung um 80 %.

Chronische Lumbalgie

Fall 4

40-jährige Frau, groß gewachsen, sehr schlank, Körperhaltung vornübergebeugt, mit seit mehreren Jahren bestehendem Dauerschmerz im Lumbalbereich. Der Schmerz ist mäßig stark, diffus und muskelkaterähnlich.

■ Diagnose nach TCM

Patient:
→ Leere-Typ.
Zarter Habitus, kälteempfindlich, beim Stehen stützt sich die Patientin oft mit beiden Händen in der Lendenregion ab. Belastet häufig nur ein Bein abwechselnd. Hyperlordose.

Krankheit:
→ Leere-Typ und Kälte-Typ.
Schmerzen besonders bei langem Stehen (z. B. Party), bei der Hausarbeit, bei längeren Spaziergängen. „Einkaufsbummel ist eine Qual". Schmerz bessert sich sofort durch Entlastung, Ausgleichsbewegung, Liegen und Wärme. Schmerz nicht sehr stark, diffus, wie lästiger Muskelkater.

Krankheitsursache:
→ Kälte und Schwäche im Lumbalbereich.

■ Therapie mit Akupunktur

Welche Leitbahn ist betroffen?

Welche Punkte sollen genadelt werden?

Reizart und Reizstärke der Nadelung?

Übungsfälle

Fall 4

	■ Therapie mit Akupunktur
Betroffene Leitbahn:	→ Blasen-Leitbahn.
Punktewahl:	→ Lokale Punkte

- Bl 23 beidseits
- Bl 52 beidseits — In gleicher Höhe wie Bl 23 auf dem äußeren Ast der Blasen-Leitbahn, subkutan zur Bl 23 vorschieben zur segmentalen Reizverstärkung.
- Bl 25 beidseits — Auch hier in gleicher Höhe vom äußeren Ast der Blasen-Leitbahn subkutan zu Bl 25 vorschieben.
- Gb 30 ⎫
- LG 4 ⎭ zur Eingrenzung des Schmerzortes.

→ Fernpunkte
- Bl 58 beidseits — „Funktionsausgleich" über
- Ni 3 beidseits ⎫ Quell(Yuan)-Punkt und ⎭ Passage(Luo)-Punkt des Leitbahnpaares.

→ Anschließend Schröpfbehandlung des Lumbalbereiches, die von der Patientin als sehr angenehm empfunden wird.

Reizart und Reizstärke: → Schwache Nadelung in wöchentlichem Abstand, evtl. Moxa am Rücken.

Nach 10 Behandlungen in wöchentlichem Abstand und in Kombination mit isometrischen, stabilisierenden, krankengymnastischen Übungen unter Einbeziehung der Alltagshaltungen und -bewegungen nach Tagesanalyse deutliche Beschwerdebesserung.

Fall 5

Seitenkopfschmerz

30-jährige Frau, sportlich, kräftig, mit heftigen Kopfschmerzattacken an beiden Schläfen, erstmalig aufgetreten nach der Menarche, besonders bei Witterungswechsel und prämenstruell. Dabei Übelkeit und Erbrechen, Licht- und Lärmempfindlichkeit.

■ Diagnose nach TCM

Patient:
→ Fülle-Typ.
  Energische Frau, wirkt angespannt, mit hochgezogenen Schultern und hektischem Lachen. Kräftiger Händedruck, warme, trockene Hände. Sehr selbstsicheres Auftreten.

Krankheit:
→ Fülle-Typ.
  Schmerzen anfallsweise auftretend, wetter- und zugluftabhängig. Heftiger pochender Schmerz an beiden Schläfen, Druck oder Massage am Schmerzort eher unangenehm. „Mir platzt der Kopf".

Krankheitsursache:
→ Störung im Shao-Yang-Bereich
  (3E – Gb).

■ Therapie mit Akupunktur

Welche Leitbahn ist betroffen?

Welche Punkte sollen genadelt werden?

Reizart und Reizstärke der Nadelung?

Übungsfälle

Fall 5

■ Therapie mit Akupunktur

Betroffene Leitbahn: → 3E- und Gallenblasen-Leitbahn.

Punktewahl: → Lokale Punkte
- Gb 20
- Gb 8
- PaM 9   Kreuzungspunkt von 3E und Gb im Bereich der Schläfe.

→ Fernpunkte
- 3E 5 ⎫
- Gb 41 ⎭   Auf der Shao-Yang-Achse.

Nach 3 Behandlungen mit gleicher Punktwahl leichte Besserung.

Prämenstruell erneut Auftreten von heftigen Schmerzen, diesmal nur im rechten Schläfenbereich mit Erbrechen.

Punktewahl im Migräneanfall: → Gb 41 re. Als Fernpunkt, kräftige Nadelreizung. Falls erforderlich, vorher Füße erwärmen. Dann intensive Rückenschröpfung am Trapezius.

Anschließend
- 3E 5 re.   Fernpunkt Shao-Yang-Achse,
- KS 6   kontralateral, gegen den Brechreiz,
- Gb 20 ⎫
- LG 20 ⎭   lokale Punkte.

Danach wurde noch 3-mal genadelt wie anfangs beschrieben. Besserung um 80 %.

Weiterbehandlung 1-mal im Monat, immer prämenstruell, 6 Monate lang.

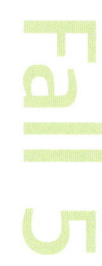

Erkrankungen innerer Organe

Chronische rezidivierende Bronchitis

60-jähriger Mann, starker Raucher, mit chronischer Bronchitis seit vielen Jahren.

■ Diagnose nach TCM

Patient:
→ Leere-Typ.
Hagerer, müde wirkender Mann mit leiser, verhaltener Stimme, trockene, kühle Haut, vorgebeugte Haltung, Schmerzen in Sternum-Mitte.

Krankheit:
→ Leere-Typ.
Hüsteln beim Ausatmen und beim Sprechen. Einatmung erschwert. Bei Erkältung stets Verschlechterung. Häufig zäher, weißer Auswurf.

Krankheitsursache:
→ Leere im Lungen- und Nieren-Funktionskreis mit Feuchtigkeits- und Schleim-Symptomen.

■ Therapie mit Akupunktur

Welche Leitbahn ist betroffen?

Welche Punkte sollen genadelt werden?

Reizart und Reizstärke der Nadelung?

	■ **Therapie mit Akupunktur**
Betroffene Funktionskreise:	→ Lunge und Niere,
	→ Störung im Oberen 3E (Thorax).
Punktewahl bei Erkrankungen von Zang = Speicher-Organen:	→ Quell(Yuan)-Punkte und Zustimmungs(Shu)-Punkte
	– Lu 9 Quell(Yuan)-Punkt der Lunge,
	– Bl 13 Zustimmungs(Shu)-Punkt der Lunge,
	– KG 12 bei Schleim- und Feuchtigkeitssymptomatik,
	– KG 17 Alarm(Mu)-Punkt des oberen 3E (Thorax) und lokaler Schmerzpunkt auf dem Sternum,
	– 3E 5 bei Thoraxerkrankungen der Hauptpunkt für den Oberen 3E.
Reizart und Reizstärke:	→ Schwache Nadelung, da Patient und Krankheit dem Leere-Typ zugeordnet sind.

Es werden 8 Akupunkturbehandlungen 2-mal wöchentlich mit anschließend jeweils einer ca. 10-minütigen Schröpfbehandlung am Rücken durchgeführt.

Patient fühlt sich nach Abschluss der Behandlungsserie leichter und leistungsfähiger. Er beurteilt den Erfolg mit 50 %.

Patient kommt danach 2-mal im Jahr und erhält die gleiche Behandlung in oben beschriebener Weise. Dadurch weitere Stabilisierung des gebesserten Zustandes.

Akute Gastralgie

40-jährige Frau mit akuten Schmerzen im Oberbauch und leichter Übelkeit, rezidivierend nach Genuss ihr unverträglicher Speisen.

Fall 2

■ Diagnose nach TCM

Patient:
→ Leere-Typ, Kälte-Typ.
Schlanke, zarte Frau, frierend, mit ängstlich depressivem Gesichtsausdruck, insgesamt ruhiges Verhalten. Drückt die Arme auf den Oberbauch und behält den Mantel an. Spricht sehr leise, kalte, feuchte Hände, kraftloser Händedruck.

Krankheit:
→ Leere-Typ, Kälte-Typ.
Bei Genuss von kalten Getränken, Eis und Rohkost tief empfundener Schmerz im Oberbauch mit Blähungen und Kältegefühl. Auffallende Besserung durch lokalen Druck und Wärme.

Krankheitsursache:
→ „Kälte stört die Magenfunktion".

■ Therapie mit Akupunktur

Welche Leitbahn ist betroffen?

Welche Punkte sollen genadelt werden?

Reizart und Reizstärke der Nadelung?

Übungsfälle

Fall 2

Betroffene Funktionskreise:	■ **Therapie mit Akupunktur**
	→ Magen-Milz,
	→ Störung im Mittleren 3E (Abdomen).
Punktewahl bei Erkrankungen von Fu = Hohl-Organen:	→ Alarm(Mu)-Punkt und Unterer Einflussreicher(He)-Punkt
	– KG 12 Alarmpunkt des Magens,
	– Ma 36 Unterer Einflussreicher(He)-Punkt des Magens,
	– Ma 21 ⎫ lokale Punkte,
	– Ma 25 ⎭
	– MP 6 fördert in Kombination mit Ma 36 die Durchblutung, in diesem Falle des Abdomens.
Reizart und Reizstärke:	→ Schwache Nadelung, da bei Patient und Krankheit eine Leere- und Kälte-Symptomatik vorliegt.
	→ KG 12 mit Moxa-Behandlung.

Es werden 10 Behandlungen 2-mal wöchentlich durchgeführt. Patientin fühlt sich, auch nach entsprechender Änderung der Ernährungsgewohnheiten, merkbar besser.

Übungsfälle

Fall 3

Chronische Obstipation

60-jährige Frau mit chronischen Verdauungsbeschwerden (Blähungen, Völlegefühl, Obstipation).

■ Diagnose nach TCM

Patient:
→ Fülle-Typ.
Kräftige, adipöse Frau mit gut durchbluteter Haut, energische Stimme.

Krankheit:
→ Fülle-Typ.
Krampfartige Beschwerden im Abdomen, die bis zum Rippenbogen ausstrahlen. Druck ist unangenehm, daher Gürtel und Kleidung ganz locker. Trägt Brust und Bauch vor. Die Schmerzen treten besonders stark nach familiärem Stress auf.

Krankheitsursache:
→ Krampfartige Störung im Magen-Darmtrakt.

■ Therapie mit Akupunktur

Welche Leitbahn ist betroffen?	
Welche Punkte sollen genadelt werden?	
Reizart und Reizstärke der Nadelung?	

Übungsfälle

Fall 3

Betroffene Funktionskreise:
→ Magen – Dickdarm (Verdauungstrakt),
→ Leber (bei krampfartigen Beschwerden).

Punktewahl bei Erkrankungen von Fu = Hohl-Organen:

Therapie mit Akupunktur

→ Alarm(Mu)-Punkt und Unterer Einflussreicher(He)-Punkt

- KG 12   Alarm(Mu)-Punkt des Magens,
- Ma 36   Unterer Einflussreicher(He)-Punkt des Magens,
- Ma 25   Alarm(Mu)-Punkt des Dickdarmes,
- Gb 34 ⎱ bei Ausstrahlung bis zum
- KS 6   ⎰ Rippenbogen,
- Le 3   Quell(Yuan)-Punkt der Leber, bei krampfartigen Beschwerden,
- PaM 1   fallweise zur Entspannung.

Reizart und Reizstärke: → Kräftige Nadelung 2-mal wöchentlich, insgesamt 10 Behandlungen.

Nach Abschluss der Behandlung wesentliche Besserung bei gleichzeitiger Vermeidung familiärer Stresssituationen.

Übungsfälle

Fall 4

Reizblase — 30-jährige, zarte Frau mit chronischen Blasenbeschwerden.

■ Diagnose nach TCM

Patient:
→ Leere-Typ, Kälte-Typ.
Zarte, ängstlich wirkende Frau, weinerlich bei der Schilderung ihrer Symptome. Kalte, feuchte Hände. Schon in der Jugend schmerzhafte Menstruation. Beim Schwimmen und beim Sitzen auf kalter Unterlage schon immer Auslösen von Unterleibsbeschwerden. Körperlich und psychisch sehr rasch erschöpft. Eheprobleme (Ehemann geschäftlich viel unterwegs).

Krankheit:
→ Leere-Typ, Kälte-Typ, Störung im Unteren 3E (Becken).
Ständiger Harndrang, kein Brennen bei der Miktion (Harnuntersuchung regelmäßig o. B.). Druck auf den Unterbauch unangenehm. Häufig auch Schmerzen im Lumbo-Sakralbereich. Kälte löst sofort Verschlechterung aus.

Krankheitsursache:
→ Kälte und Leere im Funktionskreis Niere – Blase.

■ Therapie mit Akupunktur

Welche Leitbahn ist betroffen?

Welche Punkte sollen genadelt werden?

Reizart und Reizstärke der Nadelung?

Übungsfälle

Fall 4

Betroffene Funktionskreise:	■ **Therapie mit Akupunktur** → Niere – Blase, → Unterer 3E (Becken).

Punktewahl bei Erkrankungen eines	→ **Zang = Speicher-Organs:**
	  – Zustimmungs(Shu)-Punkt und Quell(Yuan)-Punkt.
	→ **Fu = Hohl-Organs:**
	  – Alarm(Mu)-Punkt und Unterer Einflussreicher(He)-Punkt.
	→ Nadelung in bequemer Seitenlage (Kissenpolsterung).
	  – Bl 23 Zustimmungs(Shu)-Punkt der Niere, vom äußeren Ast der Blasen-Leitbahn subkutan vorschieben, auch als lokaler Punkt bei LWS-Beschwerden,
	  – KG 4 Kreuzungspunkt der Leitbahnen Ni – MP – Le,
	  – KG 3 Alarm(Mu)-Punkt der Blase,
	  – KG 7 Alarm(Mu)-Punkt des Unteren 3E,
	  – KG 6 bei allgemeiner Qi-Schwäche („Meer der Energie").
	→ Eventuell durch subkutane Nadelung der KG-Punkte segmentale Reizverstärkung.
	→ MP 6 Hauptpunkt für das Becken.
	→ Eventuell He 7 = Quell(Yuan)-Punkt des Herzens, zur allgemeinen Beruhigung.

Reizart und Reizstärke:	→ Schwache Nadelung, Moxa am Unterbauch. Nur eine Behandlung wöchentlich! Insgesamt 10 Behandlungen. Die psychosomatischen Zusammenhänge werden mit der Patientin ausführlich besprochen. → Nach Abschluss der Behandlungsserie nur mäßige Besserung, daher erfolgte nach einer Behandlungspause von 4 Wochen eine erneute Akupunkturbehandlung wie oben. Patientin möchte in Abständen weiter behandelt werden.

Schlafstörungen bei Stress und Überarbeitung

50-jähriger Geschäftsmann in sehr gutem Ernährungszustand, mit seit Monaten bestehenden Ein- und Durchschlafstörungen.

■ Diagnose nach TCM

Patient:
→ Fülle-Typ, Hitze-Typ.
  Rotes Gesicht, heiße trockene Hände. Motorische Unruhe. Energischer kräftiger Händedruck. Gedankenflucht, kann nicht abschalten. Isst und trinkt abends häufig reichlich.

Krankheit:
→ Fülle-Typ.
  Erhöhter Blutdruck, Tachykardie mit gelegentlichen Rhythmusstörungen. Hitzesymptomatik: Trägt offenen Kragen, eher leicht bekleidet.

Krankheitsursache:
→ Störungen des Herzens (Symbol für gedankliche Aktivität),
→ Störungen von Niere und Milz (Symbol für Ruhe).

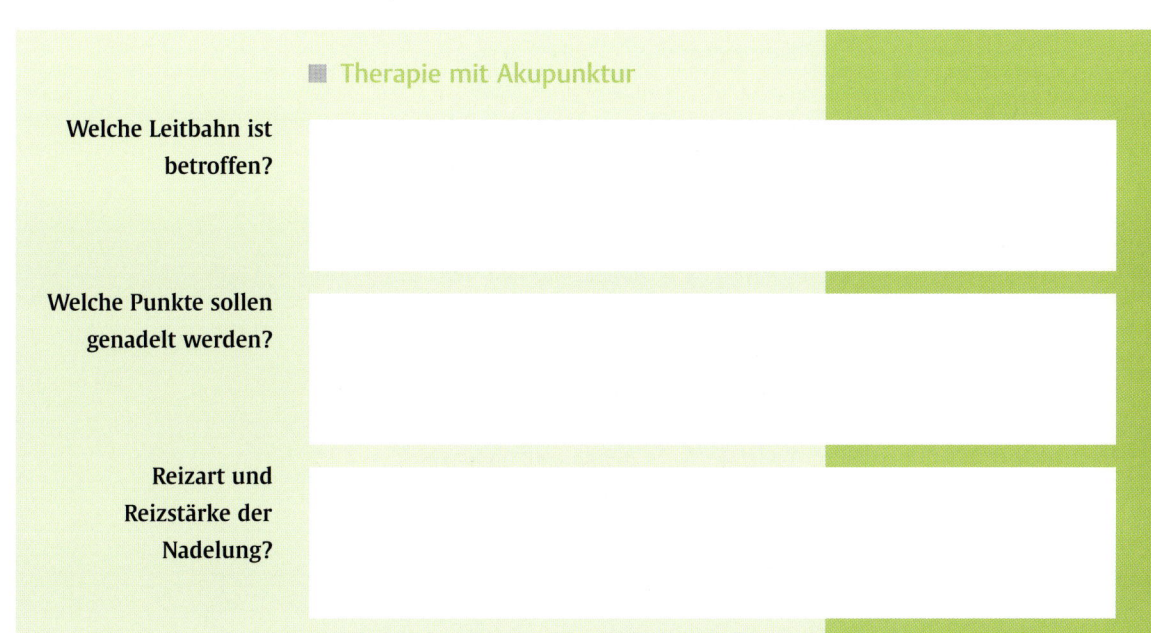

■ Therapie mit Akupunktur

Welche Leitbahn ist betroffen?

Welche Punkte sollen genadelt werden?

Reizart und Reizstärke der Nadelung?

Fall 5

Übungsfälle

Fall 5

Betroffene Funktionskreise:
→ Herz – Niere – Milz.

Punktewahl in diesem Falle:
- PaM 1   Allgemein beruhigender Punkt,
- He 7   Quell(Yuan)-Punkt des Herzens,
- MP 6   Kreuzungspunkt von Le – Ni – MP.

Therapie mit Akupunktur

Behandlung des Patienten in bequemer Rückenlage. Dauer der Behandlung bis zu einer Stunde, bevorzugt abends, da diese Behandlung stark ermüdet. Nach der Akupunktur möglichst keine Aktivitäten.

Reizart und Reizstärke:
→ Kräftige Nadelreizung, da Patient ein Fülle-Typ ist. Auf keinen Fall Moxa bei einem Hitze-Typ.

Nach 10 Behandlungen 2-mal wöchentlich fühlt sich der Patient insgesamt ruhiger und kann 4–5 Stunden durchschlafen. Weitere Akupunkturserie geplant.

Änderung der Lebens- und Ernährungsgewohnheiten empfohlen (z. B. Nahrungskarenz ab 17 Uhr bei Schlafstörungen).

Nomenklatur

Nomenklatur	Chin. Begriffe pin yin	Synonyme
Punkt		
Zustimmungspunkt	Shu(Yu)-Punkt	Transportpunkt, Rücken-Shu-Punkt
Alarmpunkt	Mu-Punkt	Front-Mu-Punkt
Quellpunkt	Yuan-Punkt	Ursprungspunkt
Passagepunkt	Luo(Lo)-Punkt	Durchgangspunkt, Versammlungspunkt, Vernetzungspunkt stellt generell die Verbindung her zur gekoppelten Leitbahn und nicht zu einem bestimmten Punkt
Einschaltpunkt		Schlüsselpunkt, (Kardinalpunkt)
Meisterpunkt		
Extrapunkt		Neupunkt
Kreuzungspunkt		Reunionspunkt
Unterer Einflussreicher Punkt		Unterer He-Punkt
PaM		Punkt außerhalb der Meridiane (Leitbahnen)
Leitbahn		**Meridian**
Perikard-Leitbahn	Xin Bao	Kreislauf-Leitbahn, Herzhüllen-Leitbahn
3 Erwärmer	San Jiao	
Konzeptionsgefäß	Ren Mai	Dienergefäß
Lenkergefäß	Du Mai	Gouverneurgefäß
Außerordentliche Leitbahn		Wundermeridian
Leitbahn-Achse		Oben-Unten-Koppelung
Leitbahn-Paar		Innen-Außen-Koppelung
Organ		
Zang	Zang	Yin-Organ, Speicher(organ)
Fu	Fu	Yang-Organ, Hohl(organ)
Lunge	Fei	
Dickdarm	Da Chang	
Magen	Wei	
Milz	Pi	
Gallenblase	Dan	
Leber	Gan	
Herz	Xin	
Dünndarm	Xiao Chang	
Blase	Pang Guang	
Niere	Shen	

Fortsetzung nächste Seite

Nomenklatur

Nomenklatur	Chin. Begriffe pin yin	Synonyme
Weitere Begriffe		
Wind	Feng	
Hitze	Re	
Feuchtigkeit	Shi	
Trockenheit	Cao	
Kälte	Han	
Außen	Biao	
Innen	Li	
Fülle	Shi	
Leere	Xu	
auffüllen	Bu	tonisieren
ableiten	Xie	sedieren

Abbildungsnachweis

Abb. 1 a–d, 14   Hecker HU, Steveling A, Peuker ET, Kastner J: Lehrbuch und Repetitorium. Akupunktur mit TCM-Modulen und CD-ROM. 2., völlig neu bearbeitete und erweiterte Aufl. Stuttgart: Hippokrates; 2002.

Abb. 2   Thieme Bildarchiv (Foto von CD Health and Medicine)

Abb. 3   schwa-medico, Medizinische Apparate Vertriebsgesellschaft mbH, Ehringshausen, www.schwa-medico.de

Abb. 5 a   Thieme Bildarchiv (Foto von PhotoDisc Contemporary Health)

Abb. 5 b   Thieme Bildarchiv (Foto von PhotoDisc Contemporary Health)

Abb. 5 c   Andreas Rinnößel, Schramberg, www.akupunktura.de

Abb. 4 a u. b, 6, 7, 8, 9 a, 10 a, 12, 13, 15, 16, 17, 18, 19, 21, 22, 23, 24, 26, 27, 28, 30, 31, 32 a–c, 33, 34, 36, 37, 38, 40, 41, 42, 43, 44, 46, 47, 48
Kampik G: Propädeutik der Akupunktur, 4. Aufl. Stuttgart: Hippokrates; 1998.

Abb. 9 b–c, 10 b, 11, 20, 25, 29, 35, 45
A. Kramer, Stuttgart.

Literaturverzeichnis

Auerswald W, König G und K: Ist Akupunktur Naturwissenschaft? Wien: Maudrich; 1982.

Bachmann G: Die Akupunktur, eine Ordnungstherapie. Heidelberg: Haug; 1959.

Behrens N, Irnich D: Dry Needling. Ärztl. Praxis. 1995; 90.

Bergsmann O: Beiträge zur Regulations-Pathologie. (Schriftenreihe Erfahrungsheilkunde Bd. 11) Heidelberg: Haug; 1976.

Blechschmidt E: Beziehungen zwischen oberflächlichen und tiefen Beziehungsvorgängen. Internat. Kongress über Akupunktur in Praxis und Forschung. Mainz 1981.

Dicke E, Schliack H, Wolff A: Bindegewebsmassage. Stuttgart: Hippokrates; 1996.

Doenicke A, Kampik G, Praetorius B u. a.: Elektro-Stimulationsanaesthesie in der Abdominalchirurgie unter besonderer Berücksichtigung der selektiven proximalen Vagotomie. Anaesthesist. 1976; 25: 248–256.

Doenicke A, Kampik G, Praetorius B, Schmid M: Veränderung blutchemischer Parameter bei gesunden Versuchspersonen durch Akupunktur. Anaesthesist. 1976.

Dosch P: Lehrbuch der Neuraltherapie nach Huneke. 8. Aufl. Heidelberg: Haug; 1978.

Garten H: Akupunktur bei Inneren Erkrankungen. Stuttgart: Hippokrates; 1994.

Gleditsch JM: Mundakupunktur. Schorndorf: Biologisch-Medizinische Verlagsgesellschaft; 1979.

Granet M: Das chinesische Denken. Frankfurt: Suhrkamp; 1985.

Hansen K, Schliack K: Segmentale Innervation. Stuttgart: Thieme; 1962.

Heine H: Funktionelle Morphologie der Akupunktur. Akupunktur, Theorie und Praxis. 1988; 1.

Herget HF: Akupunktur zur Schmerztherapie. Dtsch Ärzteblatt. 1976; 73.

Kampik G: Änderung erhöhter Serumlipide durch Akupunktur. Akupunktur, Theorie und Praxis. 1974; 1 und 1982; 2.

Kampik G: Akupunktur bei nächtlichen Wadenkrämpfen. Akupunktur, Theorie und Praxis. 1978; 4.

Kampik G: Beitrag zur Verifizierung der Akupunktur. Akupunktur, Theorie und Praxis. 1975; 2.

Kampik G: Über den Krankheitsverlauf, insbesondere den Wetterschmerz in Abhängigkeit von luftelektrischen Störungen. Schriftenreihe Dtsch Bäderverb. 1951; 109.

Kampik G, Reiter R: Neue Ergebnisse aus Untersuchungen über Stumpf- und Wetterschmerz sowie das Phantomerlebnis bei Amputierten. Dtsch Med Wschr. 1948; 73: 242.

Kitzinger E: Akupunktur in der Orthopädie. Heidelberg: Haug; 1982.

König G: Zur Therapie des therapieresistenten Zervikalsyndroms. Akupunktur, Theorie und Praxis. 1985; 4.

König G und K: Zur chinesischen Zungendiagnose. Akupunktur, Theorie und Praxis. 1986; 2, 3.

König G, Wancura I: Der neue chinesische „international code" für Akupunktur. Akupunktur, Theorie und Praxis. 1983; 2.

König G, Wancura I: Einführung in die chinesische Ohrakupunktur. Heidelberg: Haug; 1985.

König G, Wancura I: Konstitution und Kondition in der traditionellen chinesischen Medizin. Akupunktur, Theorie und Praxis. 1978; 4.

König G, Wancura I: Neue chinesische Akupunktur. Wien: Maudrich; 1975.

König G, Wancura I: Praxis und Theorie der neuen chinesischen Akupunktur. Bd. 2. Wien: Maudrich; 1983.

Literaturverzeichnis

Lang W: Akupunktur und Nervensystem. Heidelberg: Haug; 1957.

Litschauer J: Akupunktur und Moxibustion. München: Pflaum; 1974.

Maric-Oehler W: Neue Schädelakupunktur nach Yamamoto-YNSA, eine Routinemethode für Klinik und Praxis. Uelzen: ML; 1992.

Nissel H, Schiner E: Akupunktur – eine Regulationstherapie. Wien: Facultas; 1990.

Pischinger A: Das System der Grundregulation. Heidelberg: Haug; 1975.

Porkert M: Die theoretischen Grundlagen der chinesischen Medizin. Wiesbaden: Franz Steiner; 1973.

Pothmann R: Akupunktur-Repertorium. 3. Aufl. Stuttgart: Hippokrates; 1997.

Reiter R, Kampik G: Klimatologie und Biophysik. Nürnberg: Verlag die Egge; 1985.

Schmidt H: Akupunkturtherapie nach der chinesischen Typenlehre. Stuttgart: Hippokrates; 1978.

Schnorrenberger CC: Die topographisch-anatomischen Grundlagen der chinesischen Akupunktur. Stuttgart: Hippokrates; 1976.

Stacher G, Wancura I, Beuer P u. a.: Die Wirkung der Akupunktur-Analgesie auf Schwelle und Toleranz gegen experimentellen Hautreiz. Akupunktur, Theorie und Praxis. 1981; 3, 2.

Stiefvater EW: Akupunktur als Neuraltherapie. Heidelberg: Haug; 1962.

Stiefvater EW: Die Organuhr. 11. Aufl. Heidelberg: Haug; 1993.

Stör W: Immunmodulierende Wirkung der Akupunktur. Akupunktur, Theorie und Praxis. 1994; 3: 188–193.

Unschuld PU: Medizin in China. München: C. H. Beck; 1980.

Voll R: Wechselbeziehungen von odontogenen Herden zu Organen und Gewebssystemen. Uelzen: ML; 1973.

Sachverzeichnis

A

Abdominelle Erkrankung 58
Adduktorensyndrom 57
Akunkturbehandlungen, Anzahl 12
Akupunktur
– Behandlungspause 12
– Durchführung 8 ff.
– Fehler 7
– Geschichte 3 f.
– Hilfsgeräte 13
– Indikation 6 f.
– – in China 6
– Kombination mit anderen Behandlungsmethoden 5 f.
– Komplikation 8
– Kontraindikation 7
– Maßeinheit 14
– Nebenwirkungen 8
– Patientenlagerung 8 f.
Akupunkturnadel (s. auch Nadel) 13
Akupunkturpunkt(e) 26 ff.
– Charakteristika 26
– Definition 26
– Lokalisierung 9, 26
– zu nadelnde 151
– am Rücken 151
– mit starker Yin-Wirkung 64
– mit Wirkung auf den gesamten Thorax 131
Akupunkturpunkterwärmung 14
Alarm-Punkt 28 f.
– der Blase 123 f.
– des Dickdarms 57
– des Dünndarms 123
– des 3-Erwärmers 99, 125
– der Gallenblase 109, 112
– des Herzens 123, 126
– des Kreislaufs 127
– der Leber 118, 121
– der Lungen 42 f.
– des Magens 123, 126
– von Milz/Pankreas 121
– des Mittleren 3-Erwärmers 123, 126
– der Niere 112
– des Oberen 3-Erwärmers 123, 127

– des Perikards 123
– des Unteren 3-Erwärmers 123, 125
Anfälle, epileptische 134
Angina pectoris 68, 70, 97
Angstträume 63
Anorektalbeschwerden 130, 133 f.
Appendizitis, akute 58
Appetitlosigkeit 126
Armschmerz 100, 102
Artemisia vulgaris 14
Asthma bronchiale 44 f., 56, 66, 95, 124, 127 f.
Atmung, Meisterpunkt 127
Atmungsorganerkrankung 43 ff.
Augenerkrankung 80, 114 f., 133
– entzündliche 110
Augenschmerzen 130

B

Befindensstörung 6
Beifuß 14
Beinödeme 112
Belastung, psychische 127
Beruhigungspunkt, allgemeiner 126
Beschwerden
– abdominelle 63 f., 72
– angstabhängige 150
– kälteabhängige 150
Bewegungsapparat, Störung 138 ff., 155 ff.
Bioklimatischer Faktor, krankmachender 33
Bizepssehnensyndrom 139 f.
Blase 33
Blasenerkrankung 88
Blasenfunktion 86, 88
Blasen-Leitbahn 19 f., 40, 77 ff., 89
– Äste 81
– Kopfbereich 78
– Steuerungspunkte 79
– untere Extremität 79
– Verlauf 78 f.
Blutung 8
– gynäkologische 61, 63 f.

Bronchitis 43 ff., 81, 95, 124, 127, 131 f., 143 f.
– chronisch rezidivierende 165 f.
Bufa (schwacher Nadelreiz) 11 f.

C

Cholezystopathie 112 f.
Chondropathia patellae 57
Claudicatio intermittens 87
Colon irritabile 57
Cun 14

D

Darmstörung 47 ff.
De-Qi-Gefühl 10
Diagnostik, Leitkriterien 137 f.
Diarrhö, therapieresistente 125
Dickdarm 33
Dickdarmerkrankung 84, 146
Dickdarm-Leitbahn 19 f., 46 ff.
– klinische Anwendung 47
– Steuerungspunkte 46
Drehschwindel 92, 117
Du Mai s. Lenkergefäß
Dünndarm 33
Dünndarmerkrankung 84
Dünndarm-Leitbahn 19 f., 71 ff.
– klinische Anwendung 72
– Kopfbereich 73
– Steuerungspunkte 71
– Verlauf 72
Durchblutungsstörung
– obere Extremität 68
– untere Extremität 58, 63, 93, 113
Dyspnoe 131
Dysregulation, vegetative 6

E

Ekzem 92
Ellenbogenschmerzen 97
Energie Qi s. Qi
Energiekreislauf 31 f.
Entsprechungssystem, Funktionskreise 32 ff.

Sachverzeichnis

Enuresis 131
Epicondylitis radialis 49
Epilepsie 92
Erschöpfung, psychophysische 124, 131
Erstverschlimmerung 8
3-Erwärmer (s. auch Oberer 3-Erwärmer; s. auch Unterer 3-Erwärmer) 100
– Funktionsbereich 100
– Hauptalarmpunkt 123
– klinische Anwendung 100
– Kopfbereich 101
– Verlauf 100
Examensangst 68 f.
Extremität
– obere, Durchblutungsstörung 68
– untere
– – Durchblutungsstörung 58, 63, 93, 113
– – Schmerzen 112 f.
Extemitätenareale, anatomisch korrespondierende 23
Extremitätenschmerzen 130

F

Fazialisparese 54 f., 105, 110 f., 124, 128
Fen 14
Feuchtigkeit 61
Feuer 32 f.
Fiebersenkung 132
Fluor albus 124, 131
Foramen sacrale, Blasen-Leitbahn 78
Fragen 137
Funktionskreise 32 ff.
Fu-Organe s. Hohlorgane
Fuß
– Jue Yin 116
– Leitbahnachsen 24
– Leitbahnpaar 23, 39 ff., 52, 60, 78, 89, 107, 117
– Shao Yang 106 f.
– Shao Yin 78, 89
– Tai Yang 77, 89
– Tai Yin 52, 60
– Yang Ming 51 ff., 60
– Yang-Leitbahnen 21
– Yin-Leitbahnen 21

G

Gallenblase 33
Gallenblasenerkrankung 83
Gallenblasenfunktionsstörung, akute 114
Gallenblasen-Leitbahn 20, 106 ff., 117
– klinische Anwendung 107
– Kopfbereich 108
– Steuerungspunkte 109
– untere Extremität 109
– Verlauf 107
Gallenkolik 112
Gastralgie, akute 167 f.
Gastritis 126
Gastroduodenitis 145 f.
Gastrointestinale Erkrankung 124
Geburtserleichterung 88, 130
Gedächtnisstörung 132
Gehörsturz 104
Gehstörung 87
Gelenk 34
Gerät zur elektrischen Reizverstärkung 13
Gesichtsneuralgie 47 f., 54 f., 72, 76, 100, 102, 128
Gleichgewichtsstörung 111
Gouverneurgefäß s. Lenkergefäß 130
Grippe 27
Gynäkologische Erkrankung 57, 63, 85, 90, 93, 112, 117, 119 f., 148

H

Hand
– Jue Yin 96 f., 100
– Leitbahnachsen 24
– Leitbahnpaar 23, 39 ff., 43, 47, 97, 100
– Shao Yang 97, 99 f.
– Shao Yin 67 f., 72
– Tai Yang 68, 71 f.
– Tai Yin 42, 47
– Yang Ming 43, 46
– Yang-Leitbahnen 21
– Yin-Leitbahnen 20 f.
Harnverhaltung 92
Hauptleitbahnen 19 ff.
– Definition 19
– Steuerungspunkte 26 ff.
– 1. Umlauf 19 f., 39
– 2. Umlauf 19 f., 40
– 3. Umlauf 20, 41
– Verlauf 20 f.
Hauterkrankung 43, 119
Hepatopathie 120 f.
He-Punkt (Unterer-Einflussreicher-Punkt) 29
Herpes zoster 103
Herz 33
Herzbeschwerden, funktionelle 68 f., 126, 144 f.
Herz-Dünndarm-Leitbahnpaar 68
– Funktionsbeziehungen 72
Herzfunktionsstörung 69
Herz-Leitbahn 19 f., 67 ff., 72
– klinische Anwendung 68
– Steuerungspunkte 67
– Verlauf 68
Herzschmerzen 124
Hinten-Vorne-Regel 28
Hohlorgane 17, 33, 126
– Meisterpunkt 126
Hören 137
Hörschwäche 45, 104
Hua-Tuo-Punkte 30
Hüftpunkt 130
Husten 43 f., 76, 82, 95, 127 f., 131, 137
Hyperfunktion 30
Hyperhidrosis 124
– nächtliche 92 f.
Hypertonie 97
Hypofunktion 30
Hypotonie 97

I

Immunstimulation 6, 132
Impotenz 93 f.
Infektion 8
Ingwerscheibe 14
Innen – Außen 137
Innen-Außen-Regel 22, 27, 139
Innenohrerkrankung 90
innere Organe, Erkrankungen 142
Ischialgie 78, 84 f., 112 f.

J

Jahreszeit 33 f.
Juckreiz 114

Sachverzeichnis

K

Kälte – Hitze 137
Kardiovaskuläres Syndrom 97 f.
Kiefergelenk-Arthritis 110
Klimakterische Beschwerden 85
Klimakterium, Meisterpunkt 85
Knieauge, äußeres, inneres 57
Kniegelenkschmerzen 120
Kollapszustand 134
Konzentrationsschwäche 61, 63
Konzeptionsgefäß 122 ff.
– klinische Anwendung 124
– Schlüsselpunkt 44, 124
– Verbindung mit dem Lenkergefäß 130
– Verlauf 122 ff.
Kopfschmerzen 47 f., 54 f., 78, 80 f., 111, 115, 127, 130, 132 f.
– okzipitale 132
– seitliche 141 f., 163 f.
– vasomotorische 102
Koxarthrose 113
Kreislauf-Leitbahn 20, 96 ff., 100
– klinische Anwendung 97
– Steuerungspunkte 96
– Verlauf 97
Kreislaufstörung 97 f., 124

L

Laryngitis 44 f.
Leber 33
Leberfunktionsstörung, akute 119
Leber-Gallenblase-Leitbahnpaar, Funktionsbeziehungen 117
Leber-Leitbahn 20, 107, 116 ff.
– klinische Anwendung 117
– Steuerungspunkte 118
– Verlauf 117
Lebertherapie, Unterstützung 82
Leere – Fülle 137
Leibschmerzen 121
– ohne objektivierbaren Befund 65
Leitbahn(en)
– außerodentliche 19, 25, 122
– – Einschalten 29
– – Yang-Gruppe 25
– – Yin-Gruppe 25
– Definition 18
– tendinomuskuläre 19
Leitbahnachse(n) 22
– chinesische Bezeichnungen 24
– des Fußes 24
– der Hand 24
Leitbahnpaar 22
– Funktionsausgleich 22
– des Fußes 23, 39 ff., 52, 60, 78, 89, 107, 117
– der Hand 23, 39 ff., 43, 47, 99 f.
Leitbahnsystem 18 ff.
1. Leitbahnumlauf 19 f., 39
2. Leitbahnumlauf 19 f., 40
3. Leitbahnumlauf 20, 41
Leitkriterien, diagnostische 137 f.
Lenkergefäß 122, 129 ff.
– klinische Anwendung 130
– Verbindung mit dem Konzeptionsgefäß 130
– Verlauf 122, 130
Lunge-Dickdarm-Leitbahnpaar, Funktionsbeziehungen 47
Lumbalgie 78, 112, 120
– chronische 161 f.
Lumbalsyndrom 130
Lumbo-Ischialgie-Syndrom 141
Lumbosakralschmerzen 84 f., 130
Lunge 33
Lungenfunktionsstärkung 82
Lungen-Leitbahn 19 f., 42 ff.
– klinische Anwendung 43
– Steuerungspunkte 42
– Verlauf 43
Lungen-Qi 43
Luo-Punkt s. Passage-Punkt 28

M

Magen 33
Magen-Darm-Erkrankung 54 ff.
Magenerkrankung, funktionelle 56
Magen-Leitbahn 19 f., 51 ff.
– Fußbereich 53
– klinische Anwendung 54
– Kopfbereich 52
– Steuerungspunkte 53
Magen-Qi, gegenläufiges 58
Mastitis 56
Maximalzeit 31 f., 34
Meer der Energie 123, 125
Meisterpunkt 30
– der Atmung 127
– des Blutes 82
– der Gefäße 45
– der Hohlorgane 126
– des Klimakteriums 85
– der Knochen 81
– der Muskeln und Sehnen 113
– der Speicher-Organe 121
Menstruationsstörung 63 f., 92, 120, 124, 130
Migraine cervicale 114
Migräne 88, 100, 102, 105, 107, 110, 114, 117, 133
Milz 33
Milz/Pankreas, Alarm-Punkt 121
– Funktionsstärkung 83
– Leitbahn 19 f., 52, 60 ff.
– klinische Anwendung 61
– Steuerungspunkte 62
Milz/Pankreas-Magen-Leitbahnpaar, Funktionsbeziehungen 61
Milz-Qi-Schwäche 61
Mittlerer 3-Erwärmer, Alarm-Punkt 123, 126
Monade 17
Morbus Menière 105, 110
Moxakegel 14 f.
Moxazigarre 14 f.
Moxibustion 14 f.
– Anwendungsformen 14 f.
– Indikation 14
– Komplikation 8
– Kontraindikation 14
Mu-Punkt s. Alarm-Punkt
Musculus
– extensor digitorum longus 53
– flexor carpi
– – radialis 96
– – ulnaris 67
– palmaris longus 96
– semimembranosus 118
– semitendinosus 118
– tibialis anterior 53
Muskelkoordinationsstörung 107
Myalgie 81, 132

N

Nackenschmerz 140, 159 f.
Nadelanzahl 12
Nadelentfernung 12
Nadelhaltung 9
Nadelkollaps 8
Nadelplatzierung, richtige, Kriterien 10

Sachverzeichnis

Nadelreiz
- kräftiger 11 f.
- schwacher 11 f.
- Verstärkung 11
Nadelstichtechnik 9 f.
Nadelung
- beidseitige 149
- einseitige 149
- Reizstärke 10 f.
- subkutane 150
Nadelverweildauer 11
Nasenbluten 132, 134
Nasenerkrankung 43
Nasennebenhöhlenerkrankung 43, 47 f., 133
Nerv, peripherer, Nadelreiz 10
Nervus medianus 96
Neupunkt Xin Pin 70
Neuralgie 100, 102, 104, 130
Neurasthenie 132 f.
- bei Kindern 131
Nieren 33
Nieren-Blasen-Leitbahnpaar, Funktionsbeziehungen 90
Nierenfunktionsstörung 92
Nieren-Leitbahn 19 f., 78, 89 ff.
- klinische Anwendung 90
- Steuerungspunkte 91
- Verlauf 90

O

Oben-Unten-Regel 22, 24, 138
Oberarmschmerz 44
Oberbauchbeschwerden 125
Oberer 3-Erwärmer 123, 127
Obstipation 54, 57 ff., 84, 102, 119, 146, 151
- chronische 169 f.
Odonton 35
Ohrgeräusche 45, 104, 110
Okzipitalneuralgie 111
Organerkrankung 142 ff., 165 ff.
Organpaare 17, 33
Organuhr, chinesische 31 f.
Orthostasesyndrom 82
Otitis media 110

P

Pankreopathie 121
Parästhesien 130
Parese
- obere Extremität 102
- untere Extremität 57, 63 f., 90, 113, 130
Passage-Punkt 28
- Blasen-Leitbahn 79, 87
- Dickdarm-Leitbahn 46, 49
- Dünndarm-Leitbahn 71, 74
- 3-Erwärmer-Leitbahn 99, 102
- Gallenblasen-Leitbahn 109, 114
- Herz-Leitbahn 67, 69
- Kreislauf-Leitbahn 96, 98
- Leber-Leitbahn 118 f.
- Lungen-Leitbahn 42, 44
- Magen-Leitbahn 53, 59
- Milz/Pankreas-Leitbahn 62 f.
- Nieren-Leitbahn 92 f.
Pneumothorax 8
- Vermeidung 10
Präkordialschmerz 82
PSC (propagated sensation along the channel) 10
Psychischer Faktor, krankmachender 33
Psychosomatische Störung 6, 54, 90
Psychosomatische Ursache 43, 61, 107, 117
Psychovegetative Störung 97 f.
Punktsuchgerät 13

Q

Qi 18, 30 f.
Qi-Fülle 30
Qi-Leere 30
Quell-Punkt 27
- Blasen-Leitbahn 79
- Dickdarm-Leitbahn 46, 48
- Dünndarm-Leitbahn 71, 74
- 3-Erwärmer-Leitbahn 99, 102
- Gallenblasen-Leitbahn 109, 114
- Herz-Leitbahn 67, 69
- Kreislauf-Leitbahn 96, 98
- Leber-Leitbahn 118 f.
- Lungen-Leitbahn 42, 45
- Magen-Leitbahn 53, 59
- Milz/Pankreas-Leitbahn 62 f.
- Nieren-Leitbahn 91 f.

R

Reizart 149
Reizblase 94, 171 f.
Reizhusten 127
Reizmagen 54, 56
Reizort 138 ff.
Reizstärke 149
Reizverstärkung, elektrische, Gerät 13
Ren Mai s. Konzeptionsgefäß
Reunionspunkte (Vereinigungspunkte) 30
Rheumatische Schmerzen 130
Rhinitis, allergische 133
Roemheld-Syndrom 121, 126
Rückenschmerzen 130 f.

S

Schiefhals 50
Schläfenkopfschmerz 100, 102, 105, 110
Schlafstörung 63, 68 f., 87
- stressbedingte 173 f.
Schlüsselpunkt 29
- des Chong Mai 62 f.
- des Konzeptionsgefäßes 44, 124
- des Lenkergefäßes 74
- des Yangqiao Mai 87
- des Yangwei Mai 99, 102
- des Yinqiao Mai 91, 93
- des Yinwei Mai 96, 98
Schmerzareal(e), großes 25, 50
Schmerzart 10
Schmerzen
- akute 10 f., 149
- blitzartig auftretende 107
- chronische 11, 149
- ortswechselnde 107, 114
- retroorbitale 133
- untere Extremität 112 f.
Schmerzort, Eingrenzung 150
Schmerzstärke 149
Schmerztherapie 6
Schock 134
Schröpfbehandlung 5
Schulter-Arm-Syndrom 47, 49, 75, 103
Schultergürtelmyalgie 81, 132
Schulterschmerz 100, 102, 139 f., 155 ff.
- diffuser 155 f.

Schwäche, allgemeine 84
Schwangerschaft 7
Schwindel 111
– otogener 110
– zerebraler 80
Sedierung 12
Sedierungspunkt
– Blasen-Leitbahn 79
– Dickdarm-Leitbahn 46, 48
– Dünndarm-Leitbahn 71, 75
– 3-Erwärmer-Leitbahn 99, 103
– Gallenblasen-Leitbahn 109, 114
– Herz-Leitbahn 67, 69
– Kreislauf-Leitbahn 96, 98
– Leber-Leitbahn 118 f.
– Lungen-Leitbahn 42, 44
– Magen-Leitbahn 53, 59
– Milz/Pankreas-Leitbahn 62 f.
– Nieren-Leitbahn 91 f.
– mit psychisch ausgleichender Wirkung 133
Sedierungspunkte 30
Sehen 137
Seitenschmerz 107, 113
Seitenkopfschmerz 163
Sexualfunktionsstörung 120
Sexualpunkt 57
Shu-Punkt s. Zustimmungs-Punkt
Singultus 82
Sinnesorgan 34
Sinusitis 55, 78, 80 f., 111, 133 f., 147, 151
Sodbrennen 127
Spalt-Punkt 30
– Blasen-Leitbahn 79
– Dickdarm-Leitbahn 46, 49
– Dünndarm-Leitbahn 71, 74
– 3-Erwärmer-Leitbahn 99, 103
– Gallenblasen-Leitbahn 109, 114
– Herz-Leitbahn 67, 69
– Kreislauf-Leitbahn 96 f.
– Leber-Leitbahn 118 f.
– Lungen-Leitbahn 42, 44
– Magen-Leitbahn 53, 57
– Milz/Pankreas-Leitbahn 62, 64
– Nieren-Leitbahn 92 f.
Spasmolyse 6, 119
Speicherorgane 17, 33
– Meisterpunkt 121
Steißlage, Drehung durch Moxibustion 88
Stenokardie 66
Steuerungspunkte 30

Stirnkopfschmerz 133
Stoffwechselstörung 117, 126
Supraspinatussyndrom 139

T

Tasten 137
TCM (Traditionelle chinesische Medizin) 4
– Behandlungsmethoden 4 f.
– – Kombination mit Akupunktur 5 f.
Therapieregeln 148 ff.
Therapieresistenz 13, 151 f.
Thoraxschmerz, seitlicher 65 f.
Tinnitus 104 f., 110
Tonisierung 12
Tonisierungspunkt 30
– allgemeiner 131
– Blasen-Leitbahn 79
– Dickdarm-Leitbahn 46, 49
– Dünndarm-Leitbahn 71, 74
– 3-Erwärmer-Leitbahn 99, 102
– Gallenblasen-Leitbahn 109, 115
– Herz-Leitbahn 67, 69
– Kreislauf-Leitbahn 96, 98
– Leber-Leitbahn 118, 120
– Lungen-Leitbahn 42, 45
– Magen-Leitbahn 53, 59
– Milz/Pankreas-Leitbahn 62 f.
– Nieren-Leitbahn 91, 93
Tortikollis 56, 130
Traditionelle chinesische Medizin s. TCM
Trigeminusneuralgie 107, 110, 124

U

Übererregbarkeit 68 f.
Uhrzeit 34
Ulcus duodeni/ventriculi 54, 56, 126
Unruhe 68 f.
Unterer 3-Erwärmer 123, 125
Unterer-Einflussreicher-Punkt 29
– der Blase 79, 86
– des Dickdarms 58
– des Dünndarms 58
– des 3-Erwärmers 86
– der Gallenblase 112 f.
– des Magens 53
– des Magens 58

Unterleibsschmerz 112
Untersuchungsmethoden 137
Urogenitale Erkrankung 57, 83 f., 93, 130
– Hauptpunkt 125
Urologische Erkrankung 90, 117, 119 f.

V

Vegetative Störung 133
Verbrennung bei Moxibustion 8
Verdauungsstörung 54, 117, 121
Vereinigungspunkte 30
Verstimmung depressive 68

W

Wadenkrämpfe, nächtliche 86 f.
Wandlungsphasen 32 ff.
Wasserlassen, schmerzhaftes 124
Wind-Einwirkung als Krankheitsursache 117
Wirbelgelenksblockierung 34 f.
Wundermeridian s. Leitbahn(en), außerodentliche

X

Xiefa (kräftiger Nadelreiz) 11 f.
Xi-Punkt s. Spalt-Punkt

Y

Yang 16 f.
– Körperorganzuordnung 17
Yang Ming 24
Yang-Leitbahn(en) 122, 130
– des Fußes 21
– der Hand 21
Yang-Leitbahnachse 24, 39 ff.
Yang-Organ 17
Yang-Schwäche 87
Yang-Yang-Verbindung 22
Yin 16 f.
– Körperorganzuordnung 17
Yin-Leitbahn(en) 122
– des Fußes 21
– der Hand 20 f.
Yin-Leitbahnachse 24, 39 ff.
Yin-Organ 17
Yin-Schwäche 93
Yin – Yang 138

Sachverzeichnis

Yin-Yang-Entsprechungssystem 16 ff.
Yin-Yang-Verbindung 22
Yin-Yin-Verbindung 22
Yuan-Punkt s. Quell-Punkt

Z

Zahnfleischpunkt 134
Zahnschmerzen 104, 130
Zang 32
Zang-Organe s. Speicher-Organe
Zervikalsyndrom 78, 81, 88, 111
Zustimmungspunkt 28
– der Blase 79, 82 ff.
– des Dickdarms 84
– des Dünndarms 84
– des 3-Erwärmers 83
– der Gallenblase 83
– des Herzens 82
– des Konzeptionsgefäßes 84
– des Kreislaufs 82
– der Leber 82
– des Lenkergefäßes 82
– der Lunge 82
– des Magens 83
– von Milz/Pankreas 83
– der Niere 83
– von Zwerchfell und Speiseröhre 82
Zystitis 94

»Grüne« Checklisten:
Wissen, worauf es ankommt.

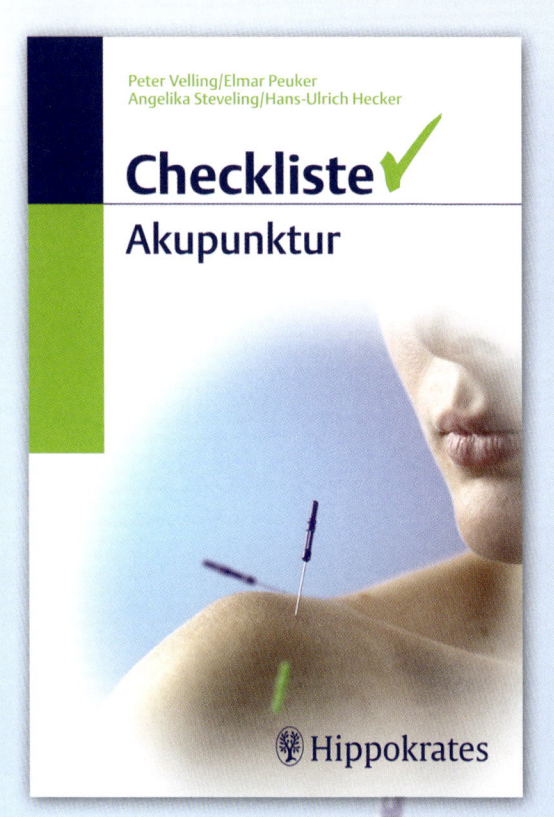

P. Velling, E.T. Peuker, A. Steveling, H.-U. Hecker
Checkliste Akupunktur
2005, ca. 240 S., ca. 160 Abb., geb.
ca. € [D] 39,95 ISBN 3-8304-5338-8

Akupunktur auf den Punkt gebracht: geeignet zum Einsteigen, Nachschlagen oder Wiederholen bietet diese Checkliste alles, was für Praxis und Prüfung relevant ist.

Das komplette Wissen einschließlich Behandlungskonzepten gibt Ihnen die Sicherheit, die Sie im Umgang mit Ihren Patienten brauchen. Gegliedert ist die Checkliste in 5 Farbteile, die einen raschen Zugriff und leichte Orientierung garantieren.

Gelb: Grundlagen
Dunkelgrün: Akupunkturpunkte nach Wandlungsphasen/Meridianen;
Hellgrün: Mikrosysteme
Blau: Behandlungskonzepte
Rot: Fallseminare, Praxiskurse und Tipps zum Umgang mit den Patienten
Grau: Literaturverzeichnis und Index

MVS Medizinverlage Stuttgart GmbH & Co. KG
Oswald-Hesse-Str. 50 · 70469 Stuttgart
Tel. (0711) 8931-906 · Fax (0711) 8931-901
E-Mail: kunden.service@thieme.de
www.hippokrates.de

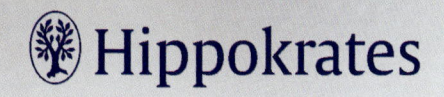

Hippokrates